JN141308

動物医療42年
最前線で治療を続ける

町の獣医師の治し方

今林龍三

北九州市若松区
今林動物ケアクリニック 院長

現代書林

まえがき

北九州のはずれに多くの動物が来院する理由

私が北九州市の若松区で運営する「今林動物ケアクリニック」には、1日で80件から100件もの患者さん、つまり、飼い主さんに連れられた動物が訪れます（そのうち診療は60～80件）。

ハッキリ申し上げて、これは驚異的な数字です。

なぜなら、動物病院に来院する患者さんの数は、一般的には1日に10～20件と言われているからです。

患者さんは、地元の北九州市全域からだけでなく、山口や大分などの隣接する他県や、まれに関西や離島からもやってきます。

年々、競争が激しくなる動物病院の業界で、かかりつけ医として信頼して通ってくれる方ばかりでなく、うわさを聞きつけた新規の患者さんが毎日2件以上、多いときで7～8件ほど来院しているのです。

実は、私のクリニックがある北九州市の若松区は、同じ福岡県内でも、県都のある福岡市などとは違い、1960年ごろをピークに、じわじわと人口が減り続けて、現在は7万人くらいで高齢化が顕著な地域です。

特に私のクリニックのある地域は人口の減少が甚だしく、北九州のはずれにあり、若戸大橋という有料の橋を渡らないと来られない「陸の孤島」と言われています。

昔から「どんな商売も成り立たない」と言われていて、実際に近くにあったいろいろな店の多くが閉まった状態です。

皆さん、初めまして。

申し遅れましたが、そんな状況にある北九州市の若松区で「今林動物ケアクリニック」を運営している、今林龍三と申します。

その若松にある私のクリニックは、お伝えしたように、患者さんが平均的な動物病院の何倍も集まっています。2018年の4月で、クリニックを開業して、ちょうど42年目を迎えましたが、患者さんは増える一方で、今が一番忙しいと言えます。

西日本全域で活躍する税理士のアップパートナーによると、私のクリニックは2500軒の顧客のうち、トップクラスの営業成績を誇っているそうです。決してトップクラスになろうと思っていたわけではなく、日ごろの診療の結果、そうなりました。

これは自慢に聞こえるでしょうか。でも、事実なのです。

なぜ、私のクリニックは、他県からもたくさんの患者さんが通い、しっかりと経営

今林動物ケアクリニック

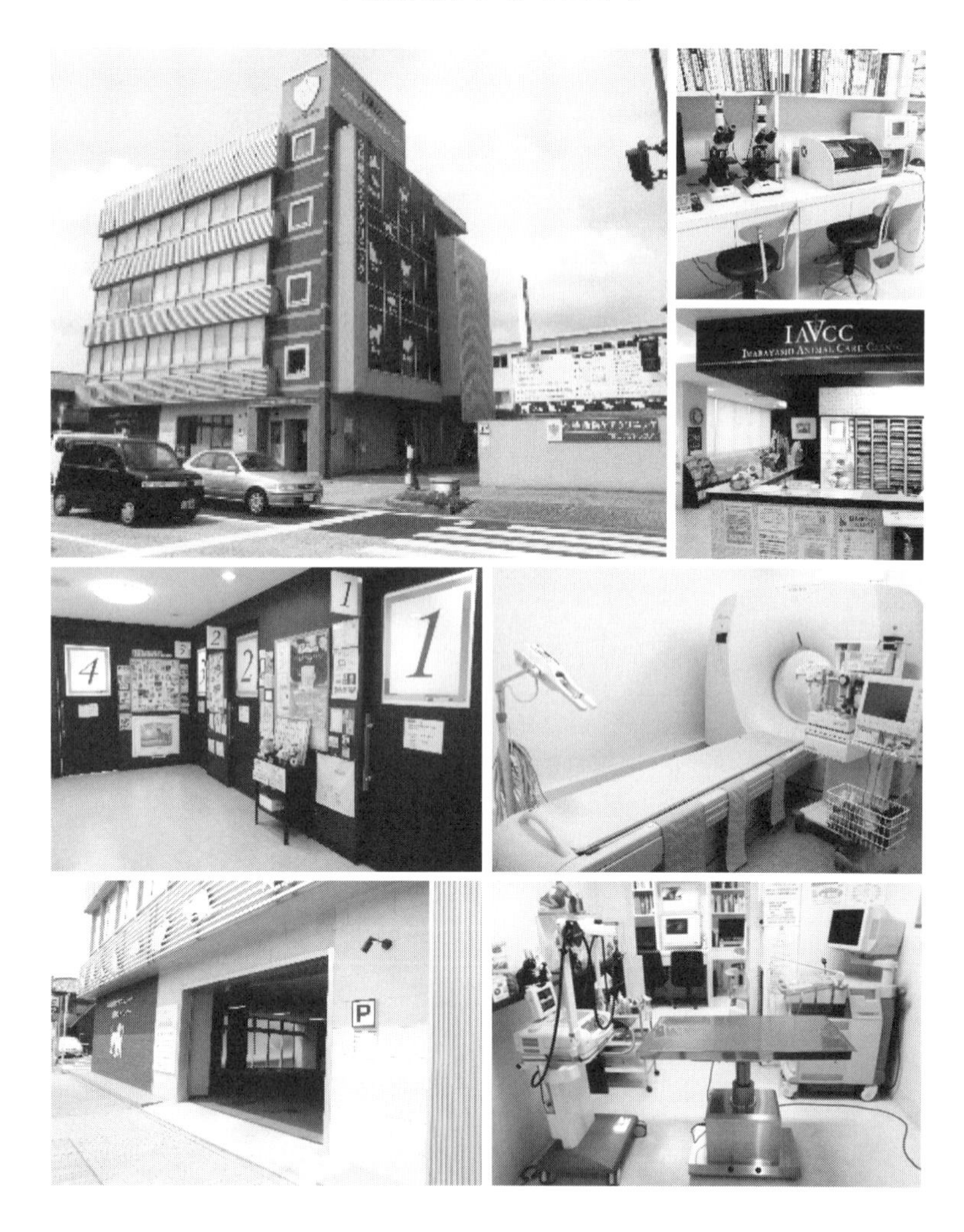

が成り立っているのか。

それは、私が動物の不調を「治す」からです。

当然、すべての病気を治せるものではありませんが、実際に治りにくい病気を治しており、治癒率が高いのです。

だから、紹介の患者さんが増え、さらにそれが口コミで広がっているのです。

動物に必要なケアを提供するのが獣医師の役目

近年、家で飼われる動物は、「うちの子」と呼ばれるほどに、人間にとって大切な存在になっています。

昔の日本では、イヌやネコなどのペットは、あくまでも「飼いイヌ」「飼いネコ」であり、それ以上でもそれ以下でもありませんでした。

もちろん、かわいがってはいたものの、人とは一線が引かれていたのです。

ところが、今やペットは〝家族の一員〟として認識されるようになっています。数字で見ても、飼育されているペットの数は、イヌとネコだけでも、およそ2000万匹。

これは、日本の15歳未満の人口、およそ1600万人をはるかに上回る数です。イヌやネコ以外にも「エキゾチックアニマル」と呼ばれるウサギ、カエル、フクロウ、小鳥、ヘビ、カメなどを飼っている人も少なくありません。

ペットたちを家族同様に感じれば感じるほど、飼い主さんにはさまざまな悩みがつきまとってきます。その最も大きな悩みが、言葉を話せないペットたちの体調についてでしょう。

家の中で一生を過ごし、大切にされて生活する動物たちは長生きになっています。人間と同じように、寿命が長くなれば、ペットも体力が衰え、ケガをしやすくなったり病気になりやすくなったりします。

また、これまではあまり「治そう」と思われていなかったウサギやカメなども、飼い主さんにとって重要な存在になり、治療を求められることが増えています。

皮膚のかゆみが止まらなかったり、結石ができて排尿できずにつらい思いをしたりしていた動物が治れば、飼い主さんは喜びます。また、ケガや病気から回復すれば、動物も元気になり、その姿を見る私たちもうれしくなります。

獣医師として当たり前のことを全うする――。

それが、自然にクリニックの繁栄につながっているのです。

ちなみに、ほとんどの病院はイヌが多いのですが、私のクリニックでは、ネコが50％、イヌが37％、ウサギが８％、その他の鳥やフェレット、カメなどの小動物が５％という割合で、ネコが半分を占め、ウサギなどの小動物も10％と多い特徴があります。

現役を続けて動物たちを診ることへのこだわり

私は、25歳のときにクリニックを開業し、これまで40年以上、毎日のように動物と接してきました。自分が担当する勤務日は1日たりとも休まずに、診察・治療をやり続けてきました。

獣医師の多くは、50歳を過ぎると後任に譲ることを考えはじめます。

なぜなら、生き物と日々向かい合うには、気力と体力の充実が欠かせないからです。動物の命を預かり、瞬時に重要な判断を下すためには、気力が充実していなければなりません。また、多くの治療を行うには、もちろん体力もなければならないのです。

私は、現在すでに65歳です。

でも、80歳を超えても現役の獣医師として現場に立ち、まだまだ動物たちのケアをするつもりでいます。

そのために、健康管理をしっかり行い、ウォーキングや山登りなど、体力を維持するためのトレーニングも欠かさず行っています。

もちろん、院長としてデスクに座り、若い医師たちの報告を受けるだけの毎日を送ることもできるでしょう。

でも私は可能な限り、動物と向き合っていたい。

そして、他の病院では「難しい」「治らない」と言われたケガや病気でも、何とかして治してあげたいと思っているのです。

多くの獣医師がさじを投げてしまう症状でも治すことができる——。

そうなるためには、体力、気力を充実させるだけでは足りません。知識を蓄え、経験を積み、一つ一つの症状に対して、工夫をしながら的確に対処していかなければなりません。

そうして私は、これまでひたすら「治す」ことに没頭するあまり、それ以外のことに目をくれたことがほとんどありませんでした。

ただ日々、診察・治療を行う中で、あるとき「こうした治療についての本があれば、これから獣医師を目指そうとする若者のヒントになるのではないか」と思ったのです。

そう考えてこの本は、今まで臨床獣医師として積み重ねてきたことを、主に動物のために努力する若い獣医師や、これから臨床家を目指す獣医学生に読んでもらうために書きました。

一般的な獣医師が書いた本は、「動物病院で起こる動物と人間のちょっとしたドラマ」や「珍しい動物の生態や治療のエピソード」などが多いものです。

でも本書は、これまでになく「治す」ためにどうしているか、どう考えて「治す」方法を探っているかなどについて書いています。

私は毎日、平均して70件もの診察・治療の対応をし、高い確率で治癒させています。

そして、過疎化が進む地域で、他県からも患者さんが集まり、好成績をあげて経営をしています。

そんな獣医師が、これからの時代にあるべき動物病院、動物だけでなく飼い主も獣医師も幸せになれる動物病院のあり方を描けたら、獣医師を目指す若者や飼い主さんへの助けになるはずです。

若い獣医師にとってこの本は、今後の進路を考えたり、診察・治療に当たるときの考え方や心構えを持つための下地となってくれるはずです。

飼い主さんにとっては、ペットに何かあったときに、動物病院を選んだり、治療について理解するために役に立ってくれるのではないかと思います。

本書によって、1匹でも1羽でも多くの動物の不調が改善するきっかけとなり、動物にも飼い主さんにも喜んでいただけたらと思っています。

目次

第２章

実際はこうして治している――私の症例

第3章

獣医師に必要なものは何か——私の原点

第1章

どう考えて治していくのか——

私の治療

「治す」ことで動物も飼い主さんも私たちも喜べる

飼いネコがぐったりして食欲がなくなり、あわてて動物病院に駆け込んだ。でも、長い時間待たされたあげく、「原因がわからないので、大学病院を紹介します」と言われた。

また、ペットのイヌが毛をかきむしってハゲてしまったので、動物病院に相談に行った。薬をもらって安心したのもつかの間、数日のうちにさらに激しくかくようになってしまった。

飼い主さんであれば、こんなふうに満足がいく診察や治療が受けられなかった経験が一度や二度はあるのではないでしょうか。

イヌやネコだけでなく、ウサギやハムスター、カメやフェレットなど、たとえどんな種類の動物であっても、飼い主さんにとっては家族も同然です。

いつも元気でいてほしい。

たとえ、ケガをしたり病気にかかったりしても、できるだけ早くよくなってほしい。

それが、飼い主さんに共通する願いでしょう。

そして、獣医師の役目は、動物の不調や病気を速やかに「治す」ことで、これに尽きると私は考えています。

傷や病気を治すことは、飼い主さんのためだけではありません。動物だって、痛く苦しい思いが続くのはつらいはずです。

少しでも早く苦痛を取り除いてあげる。そうすることで、動物だって喜びます。

実際に、それまでは大の病院嫌いで、ワクチンや検査のために連れて行こうとすると、吠えたり逃げ回ったりして、大暴れするミニチュアシュナウザーがいました。

ところがあるとき、交通事故に遭い、瀕死の状態で運び込まれてきました。

何とか一命を取り留めて元気になると、それ以降、ちょっと調子が悪くなると、自分から「病院へ行こう！」と玄関でしっぽを振って飼い主さんに知らせるようになったと言います。

また、病院が嫌いで、いつも吠えていた糖尿病のイヌが、体調がよくなったらすっかり病院が気に入ってしまい、リードを引っ張って、病院に行こうとするという話もあります。

私は、こんな話を聞くと、「獣医師をやっていてよかった」としみじみ感じます。

また、私のクリニックには、他の病院では「治らない」と言われた、多くの動物たちが飼い主さんに連れられてやってきます。

そんな動物たちを診ながら、「どうやったら〝治す〟ことができるだろう」といろいろと考える。

すべてを治せるわけではありませんが、あれこれ頭を悩ませて治療をした結果、元気になった姿を見ることができる。

それが、私の無上の喜びなのです。

「治す」というゴールに向かって、過剰なことはしないで、いろいろ考えて最短距離で到着するよう目指すこと。それが、動物も飼い主さんも、そして私たちも喜ぶ、獣医師としてのたった一つの役割だと私は考えているのです。

「出口」を決めて方針を立てて治療する

目やにがたくさん出ているネコに、レントゲンでの検査は必要でしょうか？

また、皮膚にトラブルがあるイヌにエコーをしたからといって、原因が見極められるでしょうか？

それでも、多くの動物病院では「治療する」という出口を見つけるために、どんな症状でも、まず血液検査、エコー、レントゲンといった検査をひと通り行います。


しかし、私の治療はまったく逆です。

私の場合は、まずその症状にとっての最適な治療という「出口」を決めることから始まります。

「治す」というゴールに向かい、ベストな治療方針という「出口」を設定することで、迷わず最短距離で進むことができるのです。


もちろんこの「出口」は、仮説です。

なぜなら、たとえ「下痢」といった単純な症状一つとっても、動物1匹1匹が置かれた状況は異なりますし、それぞれの個体の状態も違うからです。

すべての症例を体験し、その経験から治療をするのは、誰にとっても不可能だと言っていいでしょう。

でも、動物の病気を「治す」という気持ちがあれば、できる限りの症例を文献からだけでも頭に入れておくという準備はできます。

また、一つの病気に向かい合ったとき、「なぜ、こうなっているのか」「どうすれば、早く、確実に治せるか」と、真剣に考えるクセを身につければ、必ず次のケースで役に立つはずです。

こうして立てた仮説を、診察しながら検証し、その動物にとって最適な治療方針を導き出す。

それが、私の実践している〝「出口」を決めて方針を立てて治療する〟ということなのです。


私にとっては「出口」を決めないで行う治療は、たとえて言えば、ゴールの見えない迷路に自らはまり込んでいくようなものに思えます。

やみくもに道を進んでも、壁や行き止まりに突き当たったりするでしょう。

ケガをしたり具合が悪くなったりした動物が来院したとき、「とりあえず検査をする」のが一番よくないと私は考えています。

なぜなら「治す」というゴールを目指さず、出口も決めていないだけでなく、たとえ検査をしても原因を見つけるのは困難だからです。

言ってみれば、迷路の中で懐中電灯を照らして壁や床の状態を確認しているようなものです。

「壁のこの位置が崩れている」「床が少しだけめくれている」などといった現状はわかっても、どこを改善すればゴールに着けるのかはわからないでしょう。

目指す方向がある程度定まっていれば、あちこちまわり道をせずにすみます。

つまり、「出口」を先に決めると、余分な検査、治療をしなくていいので、ムダな時間がかかりません。

さらに、動物に負担がかからず、飼い主さんが支払う治療費も軽減することができるのです。

「聞く」「見る」「触る」が診察の基本

この仮説を検証するプロセスである診察において、最も大切なのは、漢方で行うような「聞く」「見る」「触る」ことだと私は考えています。

なぜ、「聞く」「見る」「触る」ことがそれほど大切なのか。

それは、動物としっかりと向き合わなければ、本当の原因はつかめず、正確な診断はできないからです。

最近では、動物を触ることなく、すぐに検査をする獣医師も少なくありません。

でも、人間の治療だって、患者さんの訴えを聞いたり、脈を測ったりと、向き合うことをせずにパソコンの画面を見るだけで、

「じゃあ、レントゲンを撮りましょう」

「血液検査しましょうか」

と言われたら、「この先生、大丈夫かな？」と思うはずです。

ましして、動物は「昨日から、背中が痛いんです」などと、言葉で不調を訴えることができません。こちらから働きかける「聞く」「見る」「触る」ことが、いかに重要かは、皆さんおわかりになるでしょう。


まず「聞く」というのは、飼い主さんへの問診です。

いつもと餌を食べる量は変わらないか、水を飲む回数や量、さらにやたら目や耳をかくなどの違う動きはなかったかなどを確認します。

ここで飼い主さんに伝えておきたいことがあります。

特に、くしゃみ、咳、皮膚や便の様子は、そのペットの健康状態をあらわす大切なサインです。

日ごろから「どんな状態が当たり前で、どんな変化があったか」を気にしておいてほしいのです。

そうして「聞き」ながら、動物の顔色や動作などを「見て」いきます。

皮膚、そして呼吸の状態は、動物の体調を映し出しています。

また、全身のバランスを見て、不自然なところがあれば、問題があるのではないかと疑います。

さらに、目やには多くないか、鼻水は出ていないか、咳をしていないか、口臭は強くないか、またどこかをかばっていないか、動きが乱れていないかなど、細かくチェックします。

また、健康に見えても「触る」とわかる異常もあります。

腫れている臓器はないか、腫瘍はできていないか、冷えたり熱を持っていたりするところはないか、ガスや腹水がたまっていないかも、触るとわかります。

私は、触ってわかるために、指の皮膚を常にやわらかく保つ努力もしています。


このようにして「聞いて」「見て」「触り」ながら、一つ一つ可能性を排除し、最初に立てた「出口」である仮説を検証していくのです。


あるとき、「食欲がなくて元気がない」と、飼い主さんとともに私のクリニックに相談にきたイヌがいました。

最近、いつも下を向いて首をうなだれがちだと言い、病院に2軒行ったら両方で「心臓が悪い」と薬を処方されたそうです。

ところが、餌を手に乗せて顔の近くまで持っていくとペロッと食べる。

つまり、食欲がないわけではない。

他にどんな病気の可能性があるのか。

私は、「見て」「触って」、レントゲンやCTなどの検査をすることなく、心臓ではなく頚椎が悪いのではないかと仮説を立てました。

そして、まずレーザーで頚椎まわりの血行を促してみたところ、10分後には頭を持ちあげるようになったのです。

同じような例ですが、1・4キロの14歳のチワワが横たわって死にかけた状態で来院したことがあります。聞くと、フードを食べているときに倒れ、他院で心臓病と言われて利尿剤を注射されたとのことです。

まず心音を聴くと、弱ってはいましたが、年相応の心音でした。利尿剤の副作用で脱水がひどく、死にかかったのです。そこで、水分を補液すると30分くらいで元気になりました。

原因は鼻の蓄膿症で、フードを食べているときに口が塞がり、息ができなくて倒れただけなのです。今は鼻の治療をして元気になり、倒れることはなくなりました。

私にとって病気や治療は「サイエンス」

「サイエンス」と言われてもピンと来ない人もいるかもしれませんね。別の言い方をすると、病態生理学や臨床薬理学が重要であるということです。

大学時代に獣医師は動物の傷や病気の治療に関して、「こういう症状の動物については、まず何をして、その結果により次にどんな検査をして、さらにこういう結果が出たらこうする」という手順を学びます。

しかし、仮にその治療方法が1から10まで10段階あったとしても、実際の動物病院の現場では、同じ症状がある動物すべてに、そのステップをすっぽりと当てはめるわけにはいきません。

なぜなら、それぞれの個体の状態は、教科書に書いてあるように一律ではないからです。

ときには、3番めのステップから始めたり、2番め、4番め、7番めのステップだけを用いたりと、臨機応変に対応していかなければなりません。

たとえば、先日、車にはねられて鼻血を出しながら運び込まれてきた柴犬がいました。すでに心臓が止まっていたので、まずやるべきことは心臓マッサージや人工呼吸です。

私はすぐに心臓マッサージを行い、心拍数を促進してショックを抑える注射を打ちました。

すると、5分後には心臓が鼓動しはじめ、1時間後には意識が戻ったのです。

こんなときに、教科書通りに「レントゲンを撮ろう」「CTで検査をしよう」などと言っていたら、助かる命も助からなくなります。

これから獣医師を目指す人には、学校で学ぶことはあくまでも基礎であり、臨床の現場では、一つ一つのケースがすべて異なる、そして、それぞれに合う治療をすることで、一番大切な「治す」という目的に素早く近づくことができると知っておいてほしいと思います。

私は、自身が行う「〝治す〟ために考え抜いて実践する治療」は、「サイエンス」だと思っています。

サイエンスとは、つまりこういうことです。

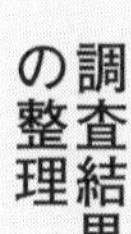

▼

調査結果
の整理

▼

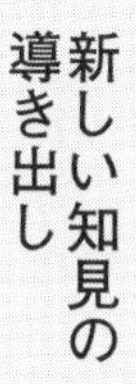

▼

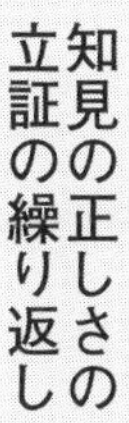
知見の正しさの
立証の繰り返し

私にとって、まさにこの繰り返しが毎日の治療なのです。

昔、保育園に通う子どものころ、私は小さなウサギを買ってきて育てたり、鳩を卵からかえしたりしていました。子どものウサギや鳩の卵が、どうやって育つのか観察するのが楽しくてたまらなかったのです。

また、仮説を立てて実験しながら検証していく過程が好きだったため、高校のときは化学部に入り、毎日のように何かしらの実験をしていました。

大学に入ってからの私は、学校の授業にはあまり熱心ではありませんでした。でも、独学で勉強し、空いた時間には、実際に臨床の現場で働かせてもらっていました。

そして、何度も治療の過程を繰り返すうちに、「動物の病気と治療はサイエンスだ！」と思うに至ったのです。

実際の治療の過程を当てはめるとこうなります。

①調査

「聞く」「見る」「触る」、そしてときには検査を行う

②調査結果の整理をする

病名や症状の原因を見極める

③新しい知見を導き出す

治療方針を決める

④知見の正しさを立証する

治療を行い、動物が回復する

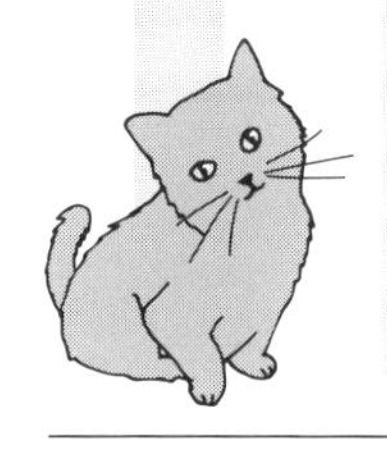

万が一、導き出した治療の効果があらわれない場合は、再び①調査をして、②調査結果の整理をし、③新しい知見を導き出して、④治療をします。

これを毎日、数十件もの治療に当てはめていくのです。

これまで40年以上、獣医師として動物を診てきましたが、一つとして同じケースはありません。一つ一つの動物、そして症状が新たな知見です。

そのため、今でも毎日が新鮮で、それぞれの治療に真剣に立ち向かう原動力となるのです。

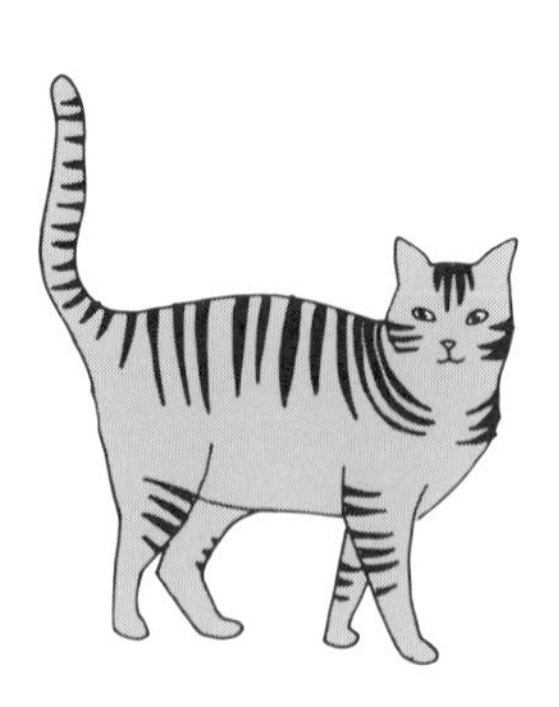

「調査」から始まる治療はこのように進む

「調査→調査結果の整理→新しい知見の導き出し→知見の正しさの立証の繰り返し」

この過程を、実際の治療ではどうやって使っているのか、ここで一つ例を挙げてみましょう。

①調査をする（「聞く」「見る」「触る」、そしてときには検査を行う）

別の動物病院で「椎間板ヘルニア」と診断されて、ステロイド剤の飲み薬を服用していたフレンチブルが来院しました。

薬を飲んでいるのに、どんどん悪化してきたと言うのです。

見る限り、確かに後ろ足がマヒして立ちあがれないのは「椎間板ヘルニア」の症状の一つです。

でも、同じ症状でも原因が異なる「椎間板脊髄炎」の可能性もあります。

そこでCTを使って脊髄の様子を確認しました。

②調査結果の整理をする（病名や症状の原因を見極める）

背骨は1本の骨でできているのではなく、人間も動物もいくつもの骨が連なっていて、その一つ一つの間に「椎間板」が挟まっています。

「椎間板ヘルニア」とは「椎間板」という骨と骨の間でクッションの役割を果たす軟骨が、変性して飛び出している状態を言います。

一方で「椎間板脊髄炎」とは、椎間板やそのまわりが細菌や真菌に感染して炎症を起こす疾患です。

この2つは、動物の動きが悪くなる、立ちあがれなくなるなどの症状が似ているため、診断が難しいのですが、治療方法がまったく異なるので注意が必要になります。

ＣＴで確認をすると、椎間板にガスがたまり、腫れていることがわかりました。

つまり、椎間板ヘルニアではなく、椎間板脊髄炎だったのです。

③新しい知見を導き出す（治療方針を決める）

ステロイドは「椎間板ヘルニア」の炎症やしびれ、痛みなどを軽減する効果があります。

しかし、その一方で、「椎間板脊髄炎」の場合、細菌の繁殖を抑える抗生物質の投与が欠かせません。

そこで、抗生物質の注射を中心に、スーパーライザーというレーザー機器での治療を行うことにしました。

また、このフレンチブルは、症状が悪化しており、素早く回復させるために、炎症の悪化を抑えるエラスポール、免疫力を高めるＧ－ＣＳＦやセファランチンの注射もあわせて行うことにしました。

④知見の正しさを立証する（治療を行い、動物が回復する）

フレンチブルは、4日もすると歩けるようになりました。

そして、2週間後にはしっかりとした足取りになり、無事に回復したのです。

ここで、一つお伝えしておきたいのが、動物の後ろ足がマヒしているとき、私はたとえ「椎間板ヘルニア」だと仮定したとしても、必ずステロイド単独ではなく、抗生物質を併用するということです。

なぜなら、たとえ「椎間板脊髄炎」ではなかったとしても、抗生物質は動物にダメージを与える薬ではないからです。

もし「椎間板ヘルニア」ではなく「椎間板脊髄炎」だった場合、抗生物質を与えるのが遅れてしまうと、命に関わります。

また、抗生物質を与えるよりも、動物の体に負担になるのがステロイドと鎮痛剤だけを処方することです。

あるとき、後ろ足が立たなくなり、さらに血を吐いているダックスフンドがクリニックに来院しました。

なぜなら「椎間板ヘルニア」と診断され、ステロイドと鎮痛剤を飲み続けていたために、胃潰瘍になってしまったのです。

ステロイドと鎮痛剤は長期間飲用すると、動物の胃にダメージを与えます。

このときは、まずステロイドと鎮痛剤をやめさせ、胃潰瘍の治療をしながら注射とスーパーライザーで治療し、1週間ほどで歩けるようになりました。

検査は「最小限」にして設備は「最新」にする

近年では、顕微鏡や血液検査器以外にも、さまざまな検査・治療機器を揃える動物病院が少なくありません。

人間同様の治療が求められることが多い中、飼い主さんも、「大がかりな検査をしてくれる＝丁寧に診てくれている」と思いがちです。

でも、不要な検査は、動物の負担になるばかりでなく、診察費が跳ねあがることにもつながります。

私のクリニックにはＣＴがありますが、飼い主さんから「ＣＴを撮ってくれ」と言われても、意味のない場合はこちらから断っています。

動物病院を開業するときは、診察台や顕微鏡、麻酔装置などの基本的な機器を揃えるだけでも2000万円以上はかかります。より高度な医療機器で言えば、CTやMRIなどは数千万円もするものもあります。当院の場合は、1億円を超えているかもしれません。

高額な医療機器を導入し、リース料やローンの返済に追われて「早くもとを取らなければ」と、過剰な検査をする医師もいると聞きます。

こうした事実は、飼い主さんも知っておくべきでしょう。

そして「よくわからないから、先生に任せる」というのではなく、「なぜ、その検査が必要なのか?」「いくらかかるのか?」をきちんと確認する姿勢が大切です。

私は、検査は最少限に抑えることを心がけています。

たとえば「ネコが便秘かもしれない」という場合、「水を飲む量が少ない」「異物を飲み込んでいる」などの要因がないか、聞いて、見て、触っているうちに、一つ一つ排除していきます。それでも、便秘になる可能性をつぶしきれなければ、そこで初めて必要な検査を行います。

ただ、私は、検査自体は必要最低限を心がけていますが、検査・治療器具に関しては、最新のものや高度なものを揃えています。

なぜなら、最新のものほど、短い時間でより効果的に「治す」ことに貢献してくれるからです。

今年もレントゲンのコンピュータ処置の最新型を揃えました。

他にもこんなものがあります。

高画質と低被ばくを実現した画像診断用のＣＴ。

格段に細部まで映るエコー診断機。

主な医療機器１

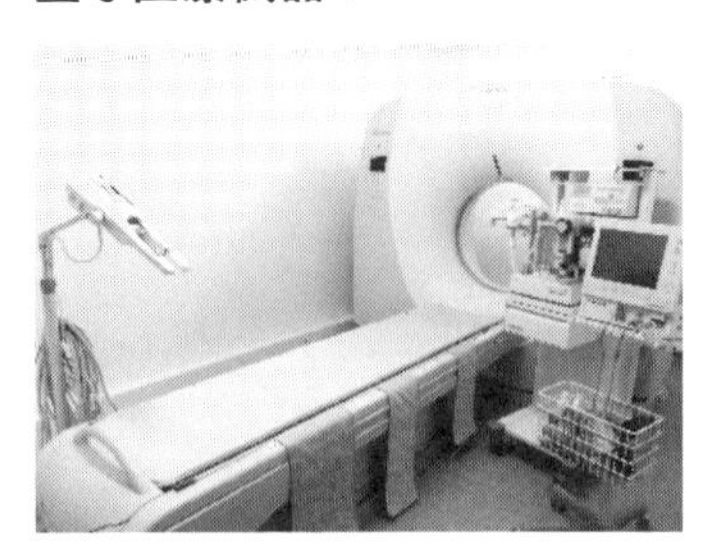

画像診断用ＣＴ

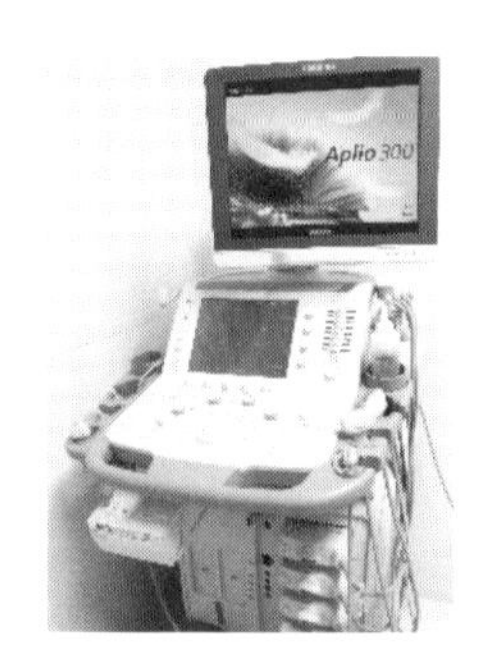

エコー診断機

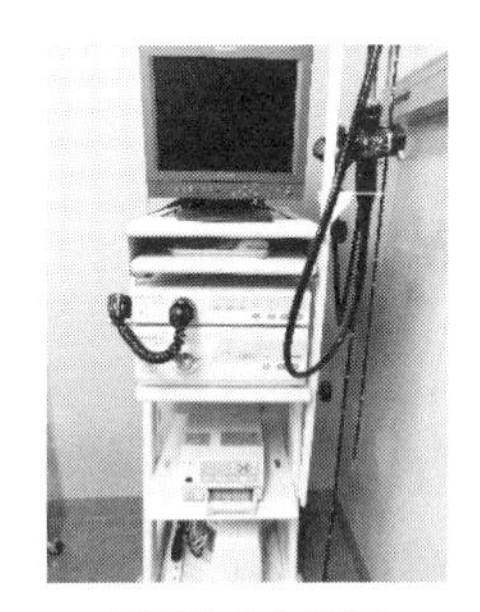

デジタル内視鏡

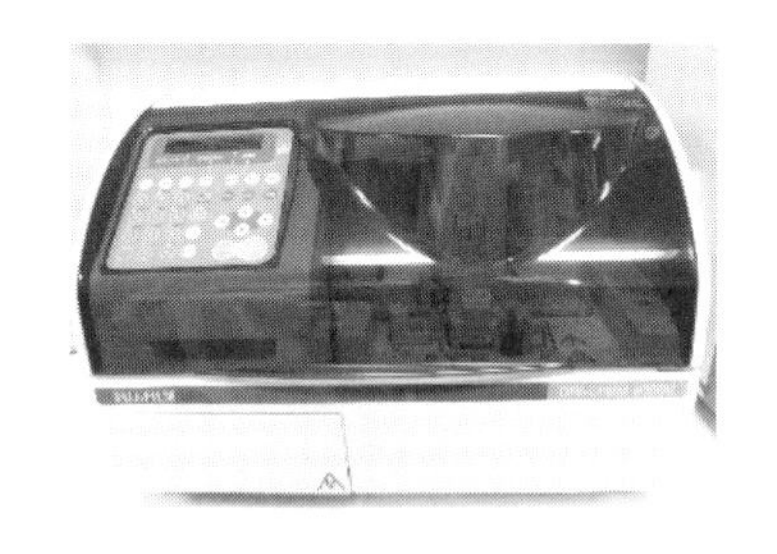

生化学検査器

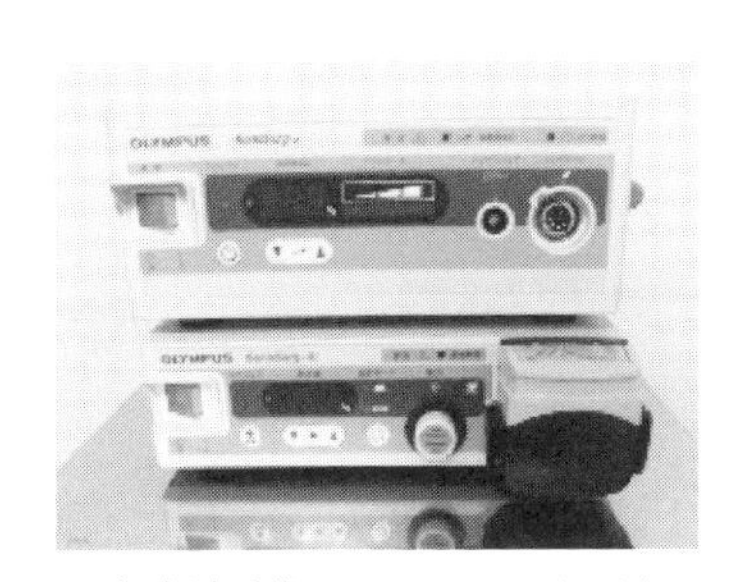

超音波手術システム ソノサージ

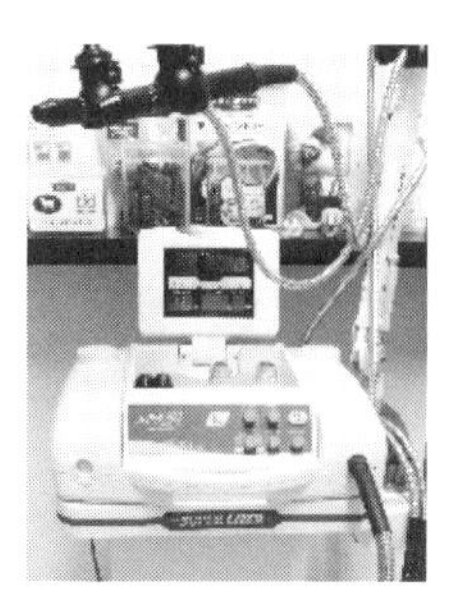

スーパーライザー（全身用）

主な医療機器２

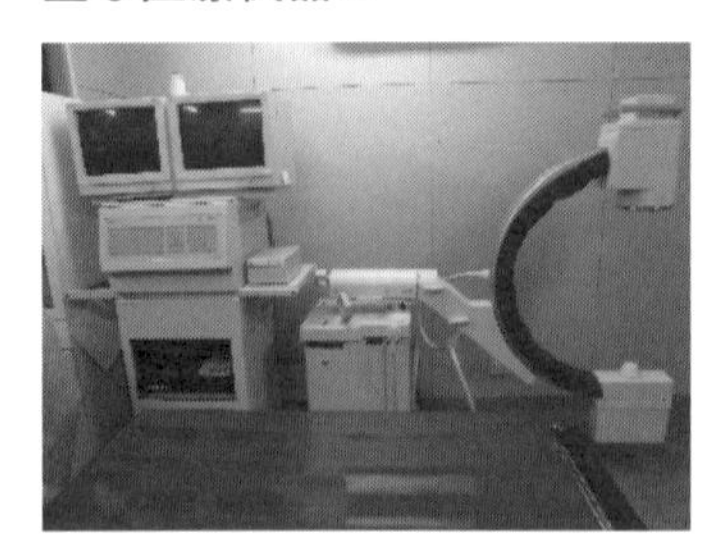

外科用Ｘ線透視装置

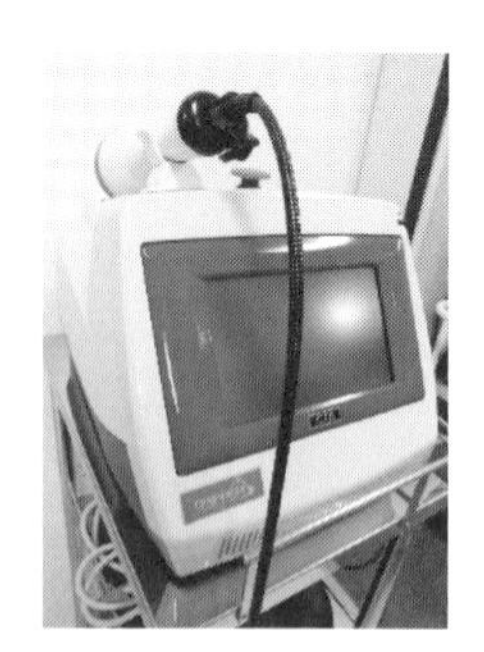

ダイオードレーザー照射機

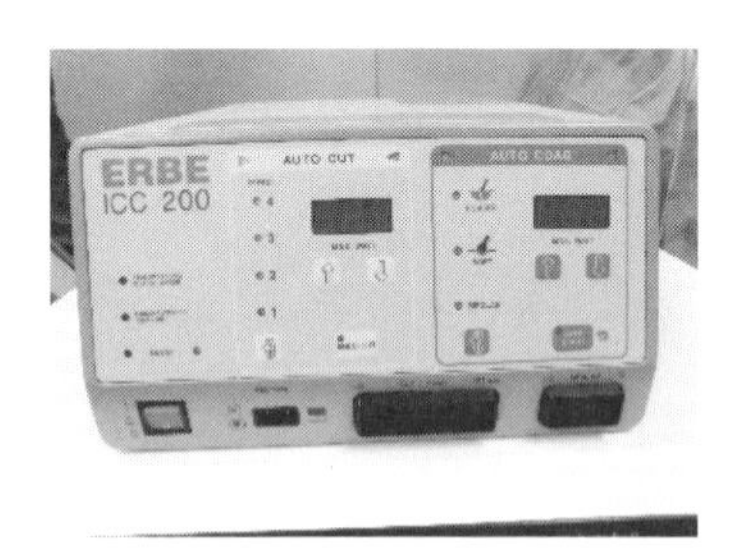

電気メス

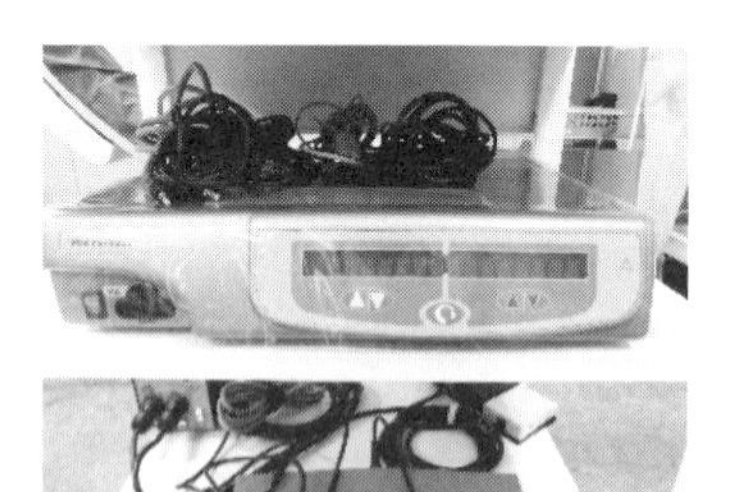

血管シーリング装置

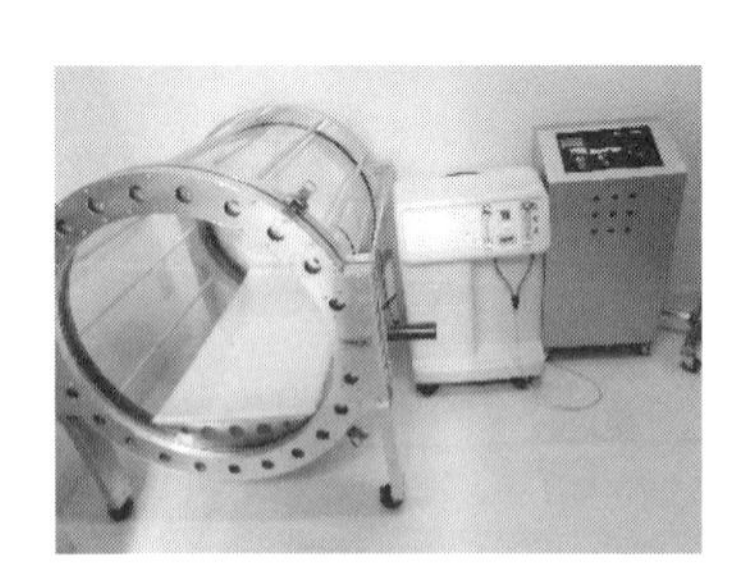

高気圧酸素カプセル

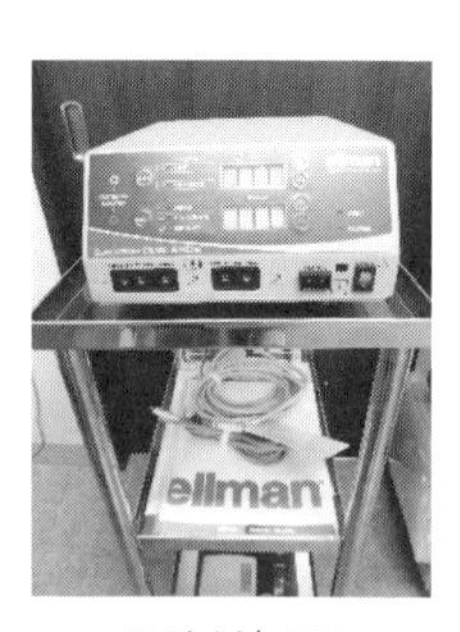

ラジオ波メス

動物の体、深部まで浸透する波長を持つ温熱療法器具。

神経の興奮を抑え、鎮痛、消炎、傷の治癒に効果があるレーザー照射機。

九州には2台しかない機械もあります。

そして、血球検査器具、生化学検査器具、高気圧酸素カプセル、内分泌検査器具などは、まだ全部使えるものでしたが、正確性を期するためにすべて買い換えました。

高気圧酸素カプセルとは、呼吸が衰えていたり、全身が弱っているときなどに効果を発揮するものです。


なぜ、このようにあまり使わない器具や高額な機器を揃えるのかと言うと、これらがないといざというときに病気と戦えないからです。

こうした機械のほとんどは、そもそも人間用につくられたものです。そう言うと驚く人もいます。一般的な動物病院で導入しているところは数少ないでしょう。

でも、人間用の機械だからといって、動物に使えないわけではないのです。

検査機器で言えば、動物用のもので同じレベルに開発されたものが圧倒的に少ないため、より正確に状態を見極めるために必要だと考えるからです。

また、治療機器についても、それぞれの動物の体の仕組みを熟知し、どう働きかけると症状を「治す」ことができるのかを考え抜いたあとで、効果があるものだけを取り入れています。

私は、検査だけでなく、不要と思える手術はしませんし、入院もさせないようにしています。

動物の体にとって、手術は大きな負担になりますし、具合が悪いときこそ、飼い主さんと一緒に家で療養したほうが、慣れない病院に入院するより確実に免疫力が高くなるはずだからです。

不要な検査をいくつも行うよりも、本当に「治す」ことを考え、こうした機器を揃えて治療に当たることが、患者である動物たちや飼い主さんへの真のサービスではないかと私は考えているのです。

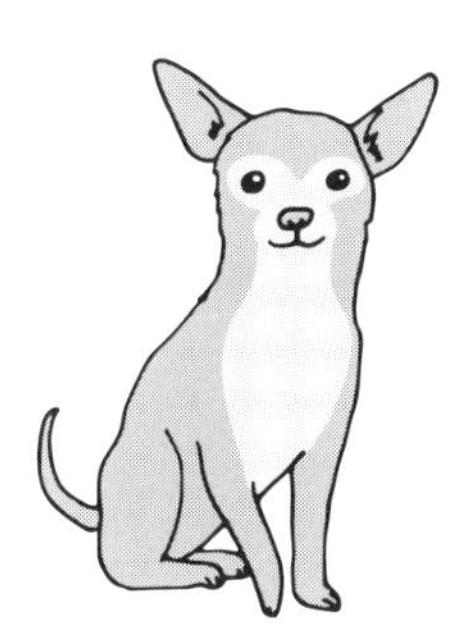

「しょぼい武器」では多様な病気と戦えない

検査や治療の機械だけではありません。

私は、他にも動物を「治す」ために、あらゆる分野にアンテナを張り、「いい」と納得したものは積極的に取り入れています。

なぜなら、治療の選択肢が増えれば増えるほど、それぞれの症状に合った治療をすることができるからです。

治療の選択肢の数は、いわば武器の数です。

数本の槍で戦うよりも、鉄砲や戦車まで揃っていれば、それだけ多くの敵、つまりケガや病気にも立ち向かうことができるでしょう。

たとえば、私のクリニックでは抗生物質だけでも30種類を揃えています。それぞれ効く細菌の種類が違う抗生物質です。

的確に選ばなければ、症状の悪化を招いたり、別の感染症を引き起こしたりする可能性もあります。

一般的な動物病院では、扱う抗生物質の種類はわずかに数種類のところも少なくありません。

実際に、ある動物医療センターを訪ねたときに見せてもらったら、抗生物質は一般的な数種類のみでした。

私は「こんなしょぼい薬では戦えない」と、思わずつぶやいてしまったほどです。

なぜなら「この菌には、こんな薬で治療したい！」と思ったとき、いろいろな菌に対して戦いたいからです。

また、飼い主さんは薬や成分の名前を覚える必要はありませんが、もらった薬が唯一絶対のものではないことを知っておいたほうがいいでしょう。

たとえば、最近では椎間板ヘルニアになった動物に、消炎鎮痛剤を使う病院が少なくありません。

椎間板ヘルニアの炎症と痛みを抑えるものとして、一見理にかなった治療のように思えます。

でも、痛みがなくなっても、椎間板ヘルニアの原因が消えたわけではありません。動物は、痛くなくなったら動いてしまい、そこでさらに症状が悪化することも少なくないのです。

私のクリニックでは、ケースバイケースですが、抗生物質を使いながら脊髄の破壊を抑える薬などを使って治療をします。

もし、ペットの症状がなかなかおさまらないときは、「別の薬を使う」という選択肢があることを覚えておいてください。

私は、海外旅行に出かけると、日本では売られていない動物用の薬を買ってくることもよくあります。また、通信販売で手続きを踏んで薬を輸入することも少なくありません。

一つ例を挙げると、人間の感染症専門の先生が個人輸入することが多い抗菌薬に「メトロニダゾール」があります。

この薬は、飲み薬は日本では発売されていますが、注射薬は発売されていません。実は、難治性の感染症には、この注射薬が大きな効果を発揮するため、私のクリニックではもはやこの薬がないと困るほどなのです。

つまり、病態を考えるといろいろな薬品が必要で、そのためにこのような努力をしています。

治すためには「漢方薬」や「療法食」も使う

さらに、私のクリニックでは「武器の数を増やす」ために、動物に漢方薬も用いています。

漢方薬と言うと、以前は「民間療法の一種」のように受け取られがちでした。

しかし、近年では臨床試験に基づく英語論文が発表されることが増え、漢方薬のエビデンスが認められるようになってきています。

また、西洋医学の薬は症状そのものに働きかけますが、漢方薬は抵抗力を高めたり臓器の働きを促したりして、病気や不調の原因を解消するという違いがあります。つまり、西洋医学の薬では補いきれない部分に働きかけてくれるのが漢方薬なのです。

実際に、私のクリニックでは、抗生物質ではなかなか完治しないイヌやネコの鼻腔蓄膿症に、漢方薬は大きな効果をあげています。

また、膀胱炎、神経性胃炎、白内障などの治療にもなくてはならないものとなっています。

さらに、症状の改善だけでなく、日常生活から病気を予防するという観点から、栄養バランスが考慮された療法食やサプリメントなども、他院に先駆けて取り入れてきました。

まだ、日本のメーカーが療法食を扱っていなかった41年前から、私は横浜にある輸入業者が療法食を扱っているのを知っていました。

海外の文献で療法食の効果を確信していた私は、クリニック開業と同時に仕入れはじめたのです。

今では、療法食にビタミンやミネラルのサプリメントも合わせると、全部で100

種類以上は扱っています。ちなみに、療法食のトップメーカーであるロイヤルカナンの当院の使用料は、日本全体で5番以内、九州全体では2番手に大きな差をつけて、ダントツのトップだそうです。


「他院で血液検査、レントゲン、エコーを行い、点滴をしてもおしっこが詰まってしまったのが治らない」というネコがよく飼い主さんに連れてこられます。

オスのネコは尿路結石になりやすく、一度なると繰り返しやすい傾向にあります。

完治させて繰り返さないようにするために、一番効果的なのが療法食です。

他ではあまり扱っていない「pHコントロール」にフードを切り替えて漢方薬を併用すると、高い確率で再発を防ぐことができます

診療の合間に、手間ひまを惜しまず、そうしたこまごまとした業務も行う。それも、すべて動物の痛みや苦しみを取り除き、しっかり「治したい」という気持ちからです。

　また、私は治療の際には、動物の種類によってなりやすい不調やかかりやすい病気などについて飼い主さんに伝えて、家庭で気をつけるべきことなどもアドバイスをしています。

　こうして、予防と治療の両面から、あらゆる武器を揃えて病気などを「治す」ことに挑んでいるのです。

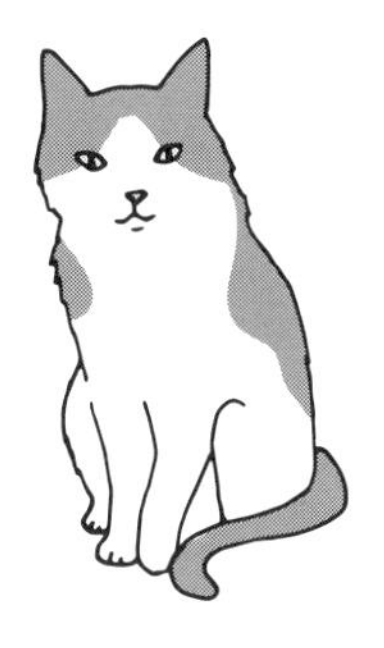

「当たり前」も疑ってみる必要がある

また、私が、獣医師を志望する方と飼い主さんの両方に伝えておきたいのが、「当たり前」と思っていることも疑ってみる必要があるということです。

一つ例を挙げてみましょう。

最近、市販のペットフードを与えて起こる、嘔吐、下痢、血便、血を吐くなどのトラブルが増えています。

「ペット用」として売られているからと言って、必ずしもペットの健康に最適なものではありません。そして、なかには粗悪な材料を使っているために、トラブルの原因になっていることが驚くほど多いのです。

アメリカやイギリスなどの諸外国では、「特定のブランドの餌や缶詰で、何匹が死亡した」などというデータがきちんと示されます。

でも、日本ではまだまだそこまで調べる機関がありません。

そのため、もちろん質のいいペットフードもありますが、動物の健康に害があるものも少なくないのです。

また、ずっと同じものを食べさせていて何でもなかったのに、じわじわと体を蝕み、ある日突然、症状が出ることがあります。

飼い主さんや一部の獣医師は、まさか「ペットの餌」が原因とは考えないことが多いものです。でも、消化器系のトラブルがあるときは「〝ペット用〟だけれど、餌が原因ではないか」という可能性を否定しないでいてほしいのです。

博多からわざわざ「ネコがしょっちゅう吐く」と相談に来たおじいさんがいました。

餌を食べるとすぐに吐き、またいつも下痢をしているとのことです。

近所の病院に連れて行ったけれど、一向によくならない。

おじいさんは、体力がなくて、ネコを私のクリニックに連れてこられなかったため、実際に診察することはできませんでした。

でも、私は「それなら、まずは食事を変えてみて」と療法食を処方しました。

すると、1ヶ月ほど経って、またおじいさんが来院して、「あれで一発で症状がおさまったから」と療法食を買っていきました。


「マルチーズが急に血を吐いて血便が出た」

と、飼い主さんが相談にきたことがありました。

そこでいろいろたずねても、飼い主の男性は「餌は原因じゃない。まともな餌しか与えていない」と言います。

でも、血を吐いたり、直腸が出るほど血便をするので、入院させて治療をしました。

3日ほどで回復し、飼い主さんが引き取りにきたときにもう一度たずねました。

「念のために、もう一度聞くけど、何か変わったもの与えなかった？」

すると、

「あ、そういえば、関係ないと思っていたけど、おやつのジャーキーをあげた」

と言います。

それはいつのことだったか聞くと、血を吐く前日のことでした。

私は「原因は、それだ」と思い、二度とそのおやつは与えないように飼い主さんに指示しました。

また、イヌやネコの健康のために「毛玉を吐く」ための草が売られています。

私は、この草を食べさせることも禁止しています。なぜなら、この草が慢性胃炎の原因になることが少なくないからです。

イヌにもネコにも、近年は人間と同じように、胃の中にピロリ菌が存在することがよくあります。

草を食べると、胃の中のものを吐くようなスイッチが入るため、胃酸がどっと出てきます。

必要以上に胃酸が出ると、食道炎を起こしますし、荒れた胃の粘膜からピロリ菌が中に入り、慢性胃炎を引き起こすのです。

こうして、動物の不調の原因を見極め、改善するためには、「ペットにはペット用のフード」「毛玉を吐かせるために草が必要」などといった「当たり前」も疑ってみる必要があるのです。

「知識」は常にアップデートする

獣医師は「動物のお医者さん」であり、獣医学部ではそのための勉強をしていると多くの人は考えています。でも実際は、臨床の場でどう考えるか、どう対応するかを学ぶのは1年ほどでしょう。

現在では、獣医師になるためには、まず動物の傷や病気の知識を得るために、英語、数学、生物学などの教養課程を経て、微生物学、薬学、公衆衛生学など、数多くの専門科目を大学6年間で学びます。

大学のカリキュラムでは、低学年の基礎科学から、高学年での臨床学まで、系統立てて学ぶため、どうしてもまず先に原因があって、それから病気などの症状があるという思考に陥りがちです。

しかし、実際の臨床の現場では、症状だけを手がかりにして原因にたどり着かなければなりません。

そのため、私たちのようなペットを診察・治療する獣医師は、学校で学ぶ以外にも人一倍の勉強が必要なのです。

さまざまな症状について、どんな原因が考えられるかだけではありません。治療法は日々進化しています。また、使用する薬や医療機器についての知識も必要でしょう。

「知識」という武器を備えることで、

「調査→調査結果の整理→新しい知見の導き出し→知見の正しさの立証の繰り返し」

という治療の精度をグンと高めることができるのです。

近年では獣医療誌が充実していますが、私が病院をスタートした当時は、教科書以外で学べるのはほぼ人間の医学書しかありませんでした。

インターネットは、もちろん存在していない時代です。

人間の医学書を読み、「体のつくりや生理機能が違う動物に応用したら、こうなるのではないか」と、頭の中で何度もシミュレーションをします。

そして、治療に用いることで実証し、できることを一つ一つ増やしてきたのです。

実際に、医学書で学んだことから、一般的な動物薬ではないものを取り入れて、蓄膿症や腹膜炎などが劇的によくなった例がいくつもあります。


学校で学んだあと、研修医として勤務した病院で見聞きしたことだけでは、すべての症例にしっかりと対応するのは難しいと言わざるを得ません。

「みんながこうしているから」「教わった通りにやって治らなければ仕方がない」と考えていては、「治す」ことはできないのです。

飼い主さんの「症状の見解」を鵜呑みにしない

動物は、自分で「今日、右の脇腹が痛いんです」「1週間前から、喉が乾いて仕方がない」などと訴えることはできません。

だから、なぜ病院に来たのか、飼い主さんが代わりに答えることになります。

ただ、人間の飼い主さんが訴える動物の症状は、自分が気になったところばかりになってしまうことが多いものです。

たとえば「イヌがよく吐く」という訴えがあったとしましょう。

そこで「変わったものを食べなかったか?」「おもちゃなどを飲み込んでいないか?」などとたずねても、オロオロして「とにかく、急に吐いてばかりで……」としか答えられない人も少なくありません。

また近年、インターネット上には、動物の病気や治療についてもさまざまな情報があふれ返っています。そして、その多くは専門家である私たちから見たら、ずいぶんといい加減な情報があたかも真実のように書かれていることも少なくありません。

たとえば、ペットとして飼うウサギの餌は、ネットではほとんどの場合、牧草とペレットというウサギ専用の餌が推奨されています。

しかし、ウサギはそもそも草食動物です。

皆さんが「ウサギと言えばニンジン」とイメージするように、野菜や果物を中心に与えるべきなのです。

「野菜や果物は人間がつくったものだから、本来ウサギが自然界で食べているものではない」という理屈がよく語られています。

でも「だから、牧草を与えよう」というのは短絡的です。

なぜなら、通販などで手に入る牧草こそ、自然のままではないからです。カビが生えたり腐ったりして、自然界であれば、ウサギが避けて通るようなものを加工しているケースも少なくありません。

さらにペレットであれば、栄養バランスは優れているかもしれませんが、まったく自然のものではないのです。


ですから、私はクリニックに通うウサギの飼い主さんには、

「野菜と牧草、ペレットを3分の1ずつ与えなさい」

と伝えています。

すると、ウサギの寿命は4~5歳と言われる中で、私のクリニックでは10歳を超えても元気なウサギがたくさんいます。

間違った情報に惑わされて、「先生、うちの子にはああしてください」「この治療をしてください」という飼い主さんの希望には、私は耳を貸さないようにしています。

誤解を招くかもしれませんが、飼い主さんの言うことを一つ一つ丁寧に聞くようなコミュニケーションは、「治す」という目的のためには必要ないと私は考えています。

「飼い主さんとのコミュニケーションが何よりも大切」と考える獣医もいるようですが、私はよい印象を与えるためや、仲よくなるためだけのコミュニケーションについては気にしたこともありません。

また、飼い主さんのことを「○○様」と呼んだり、注射するときに「ごめんね」などと言う獣医もいますが、私はそんなことより、どんなことをして治すかに専念したいと思っています。


私たち獣医師の使命は、動物の不調を「治す」ことです。

たとえば、前にも挙げた例ですが、イヌがよく吐くのであれば「いつから吐いているか?」「1日に何回吐いているか?」「それがどのくらい続いているか?」など、治療に必要な情報はこちらから必ずたずねます。

そのときに、正確に答えてくれることが「治す」ための近道であり、コミュニケーションであると思うのです。

また、ペットのことを心から大切にしている飼い主さんは、私たちが動物に対して一生懸命であれば、よけいなコミュニケーションを取らなくても理解し、納得してくれるはずだと私は考えています。

ペットの「最後の駆け込み寺」と言われている

人がかかる病気の多くは、動物もかかることがあります。

たとえば、人間では血液の流れに乗ってきた血栓が血管を塞ぐ病気として心筋梗塞や脳梗塞などがあります。

同じようにネコも、血管が詰まる「塞栓症(そくせんしょう)」になることがあります。

ネコで最も多く発生するのは、後肢に至る腹部の大動脈が詰まる「大動脈血栓塞栓症」です。

あるとき、この病気になり、後ろ足が立たなくなってしまったネコが飼い主さんに連れてこられました。この病気は、急性で重度の場合、治療が非常に難しいため、別の病院で、

「明日までもたないかもしれません。あきらめたほうがいいでしょう」

と言われてしまったのです。

でも、飼い主さんはあきらめられず、私のクリニックに連れてきました。

私たちは、血栓を溶かす薬と、炎症を抑えるエラスポール、血流を促すセファランチンを与え、さらにスーパーライザーを照射して患部の血行を促しました。

すると、「助からないだろう」と言われたこのネコはすっかり回復し、その後1年経った今でも元気に走り回っています。

もちろん「大動脈血栓塞栓症」がすべてこのように治るわけではありません。

でも、病気と戦う「武器」をたくさん持っていれば、あきらめずにすむこともそれだけ多くなるのです。

もう一つ、ネコの例を挙げましょう。

ネコが体をかゆがってよくかいているとき、炎症を抑えるためのステロイド薬を処方する病院が少なくありません。

でも実は、ネコがかゆがるときは、カビが原因だったり、ダニが潜む「疥癬（かいせん）」の場合が多いのです。

つまり、カビを退治する抗真菌薬や、ダニを除去する薬を使わなければ、根本的な治療にはならないのです。

それなのに、ステロイド薬だけを使い続けても、原因が解消されないのですから、よけいにかゆみが悪化し、ネコが引っかいて皮膚がボロボロになります。

そうなってから、あわてて私のクリニックに駆け込んでくる飼い主さんが少なくありません。

そのため、私のクリニックは、公園で散歩する飼い主さんたちから「最後の駆け込み寺」と呼ばれているそうです。

「治らないならどうするか」も瞬時に考える

なぜ私が動物を「治す」ことに、ここまで全力で取り組んでいるのか。

その理由はたった一つ。

動物の「助けてくれ」という目に応えたいからです。

具合が悪くてクリニックに来る動物には、私がその役割を担っていることが本能的にわかっていると思います。

診察台に乗り、私をまっすぐに見つめる動物の目を見るたびに、私はそのことを実感し、「できることは、すべてやらなければ」という気持ちになるのです。

実際に、人間の医療でもあれだけ高度になって専門化されても、治らない病気がたくさんあるように、動物にももちろん最新の医学をもってしても、治らない病気は存在します。

そのため、私はそれぞれの診察・治療を始める瞬間に「どんな病気なのか」「どうやって治すか」以外にも、「もし治らないならどうするか」「どういう死なせ方をするか」まで考えるのです。

どうしても治せないとわかったときは、できるだけ痛みや苦痛を感じさせない方法を考える。

また、命が長くないとわかったときも、老衰で眠るように亡くなるようにできることはないかを模索するのです。

そのためには、たとえ飼い主さんが「手術をしてくれ」「入院させてくれ」と言っても、動物に苦痛を与える不要な治療は一切お断りしています。

たとえば、点滴や胃ろうで栄養補給をしてチューブをつけたままにしたり、人工呼吸器に入れたりすることは、動物にとっては苦しいばかりの治療です。

「できる限りのことをしてあげたい」という飼い主さんの気持ちもわからないではありません。でも、私はいつも「もし、自分がこの動物だったら？」と考え、動物が苦しむことはしないと心に決めているのです。

最終的に、飼い主さんのためでも、病院の利益のためでもなく、この動物のためになるかを考えています。

動物は、そのときそのときを無心に懸命に生きています。

その力を尊重し、最大限に活かすことはしても、飼い主さんのために動物につらい思いはさせたくない。

私は、飼い主さんに嫌われても、まったく気にしません。

でも、もしも動物が亡くなったあと、その動物から「何でああいう治療をした!?」と死後の世界で恨まれたくないのです。

これが私の正直な気持ちです。

ここまで、私の治療に関する考え方、進め方を説明してきました。

次章では、より具体的に、私が関わった治療の症例について詳しくお伝えしたいと思います。

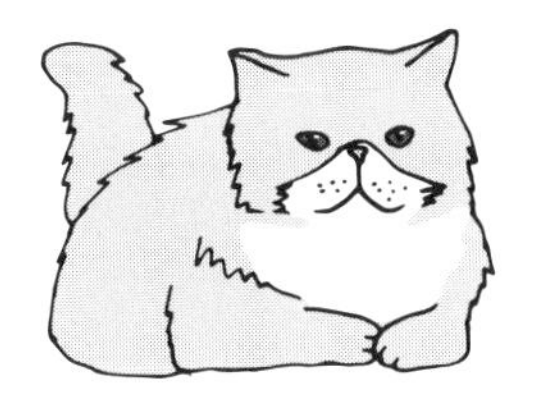

第2章

実際はこうして治している——

私の症例

#「膀胱結石」「尿道閉塞」に関する症例

この章では、さまざまなケースで、実際に私がどう対応して治したか、また同じような症状があるとき、獣医師や飼い主さんは何を心がければよいかをお話します。

特に、症例が多いもの、ありがちでも原因が見極めにくいものなどを例に挙げていきましょう。

まずは、多くの動物に起こりがちな症状として、膀胱結石と結石による尿道閉塞があります。

一般的に、尿は腎臓から尿管を通って膀胱にたまり、尿道を通じて排泄されます。尿がアルカリ性に傾いたり、おしっこの中にカルシウムやマグネシウムなどのミネラルが増えたりして、膀胱に砂や石のような結石ができてしまうのが、膀胱結石です。

結石の種類はいくつかあり、ストラバイト結石、シュウ酸カルシウム結石などがよく見られます。

結石は、膀胱を傷つけたり、尿道を詰まらせておしっこを出にくくしたりします。

尿道が結石で塞がれてしまうと、尿道閉塞になります。

尿道が塞がれると、体外に排泄されるはずのおしっこが膀胱から腎臓に逆流して腎不全を起こします。

腎不全は、命に関わる病気ですから「たかが、おしっこが出ないだけ」と軽く考えてはいけません。

「頻繁におしっこに行く」「トイレに長くいても、おしっこが少ししか出ない」「おしっこに血が混じっている」などの症状が出たら、膀胱結石の可能性が高いでしょう。

特に、おしっこをするときに痛そうだったり、トイレに行ってもおしっこがまったく出ない場合は急を要しますので、至急、専門医に相談してください。

膀胱結石は、ネコやイヌに頻繁に見られます。

特に、去勢しているオスは、尿道が細くなり、おしっこを出す力が弱くなりがちで、詰まりやすい傾向にあります。


あるとき、シーズーが「血尿が出る」と飼い主さんと来院したので、膀胱結石を疑い、レントゲンを撮りました。すると、思った通り膀胱に1・5センチもの大きさの結石がありました。

これほど結石のサイズが大きいと、膀胱を傷つける可能性が高くなります。

そう判断した私は、手術に耐えられる体力をつける治療をしたあと、開腹して結石を取り除きました。

結石は、無事に取り除くことができましたが、それまでおしっこがたまり続けていた膀胱は緩んで、結石を取り出してもシーズーは自力で排尿することができません。

朝昼晩と、カテーテルを挿入しておしっこを出していたら、5日めにやっとおしっこができるようになりました。

シーズーは体質的に結石ができやすいので、再発の予防には家庭でのケアが必要になります。

尿路結石用の「pHコントロール」の療法食に切り替え、「猪苓湯(チョレイトウ)」という余分な水分を排泄して膀胱粘膜を再生したり、尿道の破壊を抑える作用がある漢方薬を処方しました。「猪苓湯」は、人間でも排尿トラブルによく用いられている漢方薬です。

このように漢方薬を続けることで、結石ができにくい体質に導きます。

ここで気をつけたいのが、療法食はすでにできてしまった結石を溶かすことはないということです。

ときどき「療法食だけで、結石がなくなる」と言われて食べさせていたのに、大きな結石ができたと言って来院する患者さんがいます。療法食はあくまでも予防であり、治療ではないことを知っておいてほしいと思います。

ネコやイヌばかりではありません。

メスのウサギが「おしっこが出ない」と、飼い主さんにあわてて連れてこられたことがあります。

実は、ウサギも結石ができやすい動物です。

人間などの哺乳類は、摂取したカルシウムの一部しか吸収しませんが、ウサギは腸でほぼ100%取り入れます。そして、余分なカルシウムを腎臓で尿とともに排泄するため、結石ができやすいのです。

触診すると、尿道の先に1センチもの大きさの結石が詰まっています。

おしっこが詰まったままだと、膀胱から菌を含んだ尿が逆流し、腎盂炎、細菌性腎炎などを起こし、さらに悪化すると腎不全になって命に関わります。

そこで、すぐに手術を行い、尿道を切開して結石を取り出しました。

手術後は、カルシウムを制限したペレットと、野菜中心の食生活で健康な状態を維持しています。

「おしっこが出ない！」と運ばれてきたチンチラもいました。

チンチラといってもネコではなく、げっ歯類で、ウサギに近い外見の動物です。

チンチラは結石になりにくい動物ですが、食べものなどの影響でできることがあります。

「おしっこが出ないし、出ても血尿で……」と来院したオスのチンチラ。

レントゲンで膀胱に結石が見つかりましたが、急を要する大きさではなかったため、消炎剤の注射で様子を見ることにしました。

いったん、症状が落ち着いたとのことでしたが、診察より2日後に「2日もおしっこが出ない」「食欲がなく、ぐったりしている」と、再び飼い主さんに連れてこられました。

2日分の尿が詰まっているため、まずは緊急処置としてカテーテルを通して尿道を洗浄します。

チンチラは体が小さく、注射で麻酔をかけると負担が大きいため、吸入麻酔をしながら細心の注意を払って行います。

カテーテルを尿道に挿入しようとしたスタッフが、驚きの声をあげるので聞くと、尿道先端からびっしりと泥状の細かい結石が詰まっているとのことです。

根気よく洗浄してくれたおかげで、無事に尿道の詰まりが解消し、おしっこが出るようになりました。

そして、体力が回復したあと、膀胱内の結石を手術で取り除きました。

膀胱結石で尿道が閉塞していると、すぐに人工尿道に置き換える病院が少なくありません。

でも、これはカテーテルで洗浄するテクニックが不足しているだけだと言わざるを得ません。

人工尿道は、場合によって排尿のコントロールができなくなることがあるなど、動物に負担がかかるため、本来ならカテーテルでの洗浄が望ましいと言えます。

私の病院では、点滴のときに使う「留置針」という細い針のまわりにプラスチックのカバーがかかっているものを使うなどの工夫で、尿道を傷つけることなく、99％カテーテルでの治療を行っています。

膀胱結石、尿路閉塞は、最も多い症例の一つですので、さまざまなケースに対応できるように予防、治療法について知っておいてほしいと思います。

どんな動物でも、結石ができる原因は「体質」「食餌」「環境」の3つです。

体質はなかなか変えることはできませんが、「食餌」と「環境」に気を配るだけでも、結石の可能性はグンと下がります。

「食餌」で言うと、まずはそれぞれの動物ごとに結石をできにくくする療法食がありますので、フードを切り替えてください。

動物があまり水を飲まずにおしっこが濃くなると結石ができやすいので、水分もたっぷり与えましょう。

水をあまり飲まないのであれば、ムリに飲ませることはできませんので、食餌と環境により気をつけてあげましょう。


「環境」については、ストレスなく排尿できるように整えてあげることです。

トイレが汚れているとガマンする場合もあるので、常に清潔に保ってください。

多頭飼いの場合、他の動物に遠慮しないようにトイレを複数個用意してあげます。

また「外でないとトイレをしないように躾ける」など、人間の都合を押しつけると、出したいときにガマンしてしまうため、できるだけ家の中でも排尿できるような環境を整えてあげましょう。

「子宮疾患」に関する症例

不妊手術を行っていない、中高齢以降のメスのイヌに多く発生するのが子宮の疾患です。

一般的に多いのが、子宮が細菌感染をし、炎症で生じた膿が子宮内に蓄積して起こる「子宮蓄のう症」です。

進行すると、腎臓、肝臓、心臓、肺など、体中の臓器に菌が回り、腎不全や心肺機能低下などの合併症を引き起こして危険な状態に陥ります。

また、無菌性の液体が子宮内にたまる「子宮水腫」も子宮の疾患の一つです。

発情が見られたあとの1～2ヶ月の間は、ホルモンの関係で子宮が細菌感染しやすくなります。

「水をガブガブ飲む」「お腹が膨らんできた」「食欲や元気がない」「陰部から膿や粘液、おりものが排泄される」などの症状が見られたら、子宮の疾患を疑ってください。

よく「子宮がんだと言われた」という患者さんが来院します。

「子宮がん」か「子宮畜のう症」もしくは「子宮水腫」かは、エコーで診断すればすぐにわかります。

私のクリニックでは、来院した動物のお腹を見ただけで、すぐにわかるスタッフもいます。

ただ、「子宮蓄のう症」か「子宮水腫」かを見分けるのは、さほど重要ではありません。

なぜなら、どちらの場合であっても、膿や液体がたまった子宮を取り去るという治療だからです。

大切なのは、お腹がパンパンに腫れているからといって、あわてて緊急手術をしないことです。

「子宮蓄のう症」は、早期の治療が必要だと言って、即日、緊急手術を行う病院が少なくありません。

ただ、せっかく手術をして子宮を取り除いても、合併症による体力の衰えで麻酔のトラブルが起きたり、術後に多臓器不全に陥ったりして亡くなってしまうケースが後を絶たないのです。

私のクリニックでは、たとえ「子宮蓄のう症」だと判明しても、心臓、腎臓、肝臓、呼吸器などに異常がある場合は、まずそちらを徹底的に治療します。

そして、全身状態をよくして麻酔や手術に耐えられる体力がついてから手術を行います。

すると、手術のリスクは最小限になり、「死亡例ゼロ」を誇れるのです。

「3ヶ月ほど前から、ぐったりして元気がない」

と、14歳のゴールデンレトリバーが来院したときのことです。かかりつけの動物病院に通っていたのに原因がわからず、ついに「がんかもしれないから、大学病院に行ってくれ」と言われて私の病院に来たのです。お腹の腫れから子宮疾患ではないかと想定し、血液検査、エコーでの診断を行いました。

子宮がパンパンに膨らみ、白血球の数も7000〜12000が平均値なのに、なんと90000を超えています。

重度の子宮畜のう症だと判明しましたが、体力があまりにも衰えているため、通常であれば1週間ほどですが、例外的に3週間近く細菌に対抗する抗生物質、肝機能を高める強肝剤を使い、組織修復を助けるセファランチンで体調を整えて、元気になってから手術に臨みました。

膿をためた子宮は2キロ近くありましたが、無事に手術は完了し、5日後に退院。

2週間後に経過観察のために来院したときには、元気な姿を見せてくれました。

「子宮蓄のう症」と他院で診断され、即刻、手術を勧められたシーズーがいました。でも、このシーズーは皮膚炎がひどく、また痰がからんで呼吸困難も起こしていたため、飼い主さんが手術を不安に思い、私のクリニックに連れてきたのです。

皮膚に炎症を起こしていたら、手術をしても傷の回復が遅れます。

さらに、呼吸器にトラブルがあると、麻酔によって呼吸困難などの危険性が高まりますので、私はまず皮膚と呼吸器の治療を優先しました。

そして、回復した5日後に手術をしたのです。

飼い主さんは、「重篤な状態」と言われたら動揺してしまい、すぐさま手を打ったほうがいいと考えるかもしれません。

病院の勧めるままの治療に踏み切りたいという気持ちもわかります。

でも、ほんの一瞬でいいので、その手術が本当に今のベストの選択なのかを立ち止まって考えてみてください。

主治医にも、もう一度確認しましょう。

そこで、納得がいかなければ、セカンドオピニオンも求めてください。

緊急で対応してくれるクリニックは、他にもあるはずです。

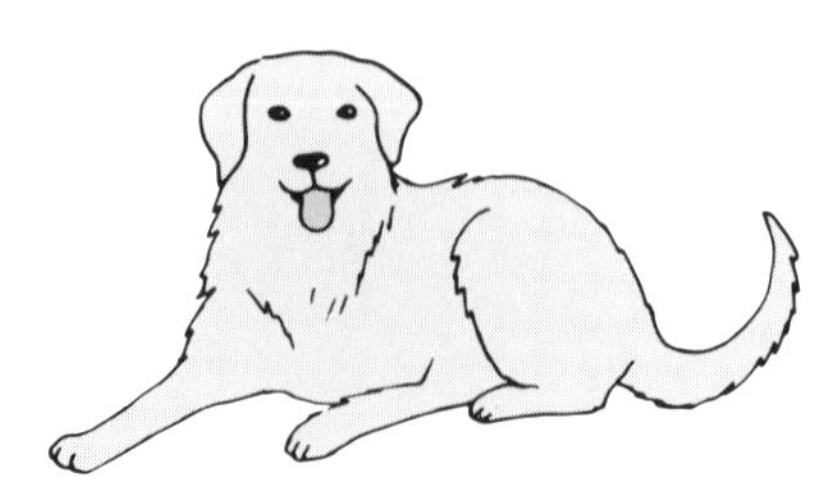

「マムシ」に噛まれた症例

「外に出かけて帰ってきたら、左側の前足が右側の倍くらいに腫れている」

とあわてて飼いネコを連れてきた飼い主さんがいました。

グローブのように腫れあがっている前足を確認すると、肉球に穴が開いて出血しています。

「これは噛まれたに違いない」

日本では、毒蛇は「マムシ」「ヤマカガシ」「ハブ」の3種類しかいません。

「ヤマカガシ」は噛まれてもすぐには腫れません。そして「ハブ」は日本では沖縄にしか存在しません。

そのため、「噛まれてすぐに腫れた」ということであれば、マムシと想定して治療をします。

マムシに噛まれると、1~2時間で大きく腫れあがり、噛まれたところから持続的に出血するのが特徴です。


さっそくマムシ毒に対する効果が証明されているセファランチンを注射し、翌日の午前中にもう一度来院するように伝えました。

次の日になると、前足の腫れはだいぶ引いて食欲が出てきたと言います。

そこで、もう一度セファランチンを注射して、また次の日に経過を見せにきてもらうことにしました。

噛まれてから2日後、腫れあがっていた前足はほぼ元通りになりました。

人間がマムシに噛まれたときは、セファランチンを使うことが多いのですが、動物に用いる獣医師はまだまだ少ないようです。

そのため、治療が遅れた場合、足を切断することもあるので、「噛まれた！」と思ったときはすぐにセファランチンを扱う病院に行ってください。

夏を目の前にすると、散歩しているときに草むらでマムシに噛まれるイヌの数が増加します。

4月末から5月の初めにかけての連休前のことです。

散歩をしていたら、突然、「キャン」と鳴いたかと思うと、あごの下がみるみる腫れあがったというビーグル犬。

飼い主さんがあわてて他院に連れて行ったら、「腫瘍の疑いがある」「連休明けに検査しましょう」と言われたそうです。

しかし、1日経ったらテニスボールくらいの赤黒いしこりになったため、心配して私のクリニックに来院したのです。

患部は出血が続いたため、どす黒く変色し、ビーグル犬は痛みのせいかぐったりしています。

話を聞いた私は、さっそくマムシに対する治療を始めました。

セファランチンのほか、炎症を抑えるステロイド、細菌の繁殖を抑える抗生物質、そして強肝剤としても効果的なプラセンタを用いました。

治療を開始して、3日後には腫れが小さくなり、1週間もすると噛まれた跡を残すのみとなりました。

噛み傷も医療用のホチキスで塞いだため、現在ではきれいに完治しています。

散歩から帰ってきたら、左の前足の肘より下が腫れあがっていたラブラドールレトリバー。足をつくのを痛がって「骨折でもしたのでは？」と来院しました。

レントゲンで見ても、骨に異常はありません。

しかし、肘のまわりの組織が触ってすぐわかるほどしこりになって腫れています。

毛に隠れて見つけにくかったのですが、噛み傷があり、やはりマムシに噛まれたようです。

そこで、すぐにマムシ用の治療をすると、翌日には腫れがおさまり、歩けるようになりました。

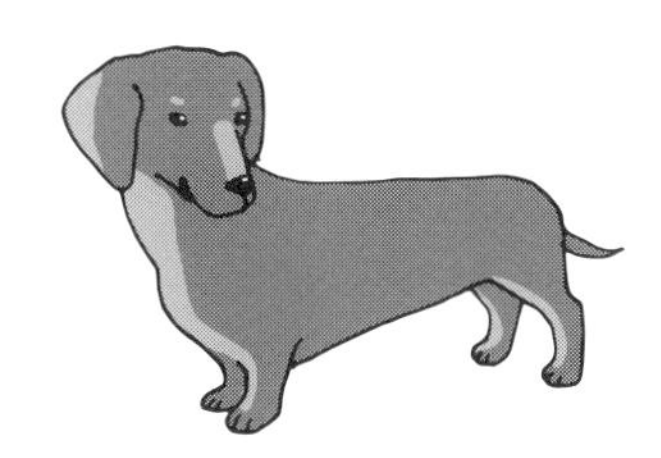

「白血病（ネコ）」に関する症例

アメリカンショートヘアーの6歳のネコが、白血病ウイルス（ＦｅＬＶ）に感染していることがわかりました。

ウイルスに感染しても、免疫が排除して「白血病」の症状が出ない場合もあります。でも残念ながら、このネコは貧血や免疫不全などの症状があらわれたので、輸血や抗がん剤などの治療を受けたそうです。

それでも「少しずつ症状が進行し、どんどん元気がなくなってきた」と感じた飼い主さん。

「家族だから、できるだけのことはしてあげたい」と、インターネットで他にどんな治療法があるか、そしてネコに負担をかけないのはどんな治療かと検索を重ね、私のクリニックで行っている免疫療法にたどり着いたのです。

そして、メールで何回かやり取りをするうち、岡山にお住まいにもかかわらず、わざわざ若松のクリニックに治療を受けに来ました。

これまでの治療歴をうかがうと、輸血を2回、抗がん剤を1回行っており、「これ以上はさらに強力な抗がん剤しかない」と言われたとのことです。

また、白血球の増殖を抑えるため、ステロイドを毎日内服していました。

確かに貧血がひどい場合、体力を回復させるための輸血は効果的です。

しかし、自分の血液ではないのに、何度も繰り返して行うのは体に負担になります。

また、抗がん剤も血液の状態を見ながら、慎重に選ぶ必要があります。

そこで、まず血液検査を行うと、7000～12000が平均値の白血球がおよそ半分の5000しかありません。

また、貧血をあらわす数値も正常の3分の1以下で、舌や鼻が真っ白です。骨髄の働きがウイルスによって抑えられてしまい、それが原因の貧血により、心臓も衰弱しています。

そこで、骨髄を刺激して白血球や赤血球を増やすエリスロポエチンという薬や、免疫を高めるためのインターフェロンαと丸山ワクチン（アンサー20）、血液細胞の膜を安定化させるためのセファランチンなど、7種類の注射を組み合わせた独自の治療をすることにしました。

また、血液が増えるまでの間、体の負担をやわらげるため、免疫反応などの心配が少ない人工血液（オキシグロビン）も併せて使用しました（ちなみに、現在では、人工血液は輸入禁止になっているため、この治療はできません）。

たまたま、飼い主さんのご主人の実家が北九州の八幡だったため、数日入院して治療に専念すると言ってくださったので、４日間入院してもらい、集中的に治療を行いました。

すると、早くも翌日には血色もよくなり、食欲も出てきました。

でも、白血病は一度発症してしまったら継続した治療が必要です。

とはいえ、同じ治療ができる病院は岡山にはありません。

そのため、インターフェロンαとセファランチンの注射を飼い主さんにお願いし、今でも治療を続けています。

たとえ「先が長くない」と言われたとしてもあきらめなければ、白血病であってもよい状態を維持できるという好例でしょう。

「門脈体循環シャント」に関する症例

ヨークシャー・テリア、シーズー、ミニチュア・シュナウザー、パグなどが発症しやすい病気の一つに「門脈体循環シャント」があります。

「門脈体循環シャント」とは、本来なら肝臓で無毒化されるはずの有害物質が、処理されないまま全身を回り、さまざまな症状が引き起こされる病気です。

通常は体の中でつくられたアンモニアなどの毒素は、腸管から吸収されて「門脈」という血管を通り、肝臓に運ばれて無毒化されます。

ところが、この門脈と全身の静脈をつなぐ余分な血管（シャント）があると、有害物質が直接、肝臓に送られずに静脈に流れて全身に巡ってしまうのです。

多くは先天性で、1歳ごろまでに発症しますが、まれに後天的に門脈の血圧が高くなったり、重篤な肝炎や肝硬変が原因となることもあります。

1歳のパグが私のクリニックに来たときは、ふらついていて目も焦点が定まらず、異様に興奮していました。こうした神経症状が出る病気は他にはあまりないため、私はすぐに「門脈体循環シャント」ではないかと推測しました。

3ヶ月以上もかかりつけの病院で診てもらっても、一度もシャントとは言われなかったということでしたが、血液検査をすると、思った通りアンモニアの数値が500近くもあります。健康なイヌの場合、平均値は16〜75ですから7〜8倍にもなっていたのです。

そこで、まずはアンモニアの吸収を阻害するラクツロースを与えて様子を見ます。治療を始めて3日後には、すっかり症状が落ち着き、血液検査をしたところ、なんと94まで数値が下がりました。

それでも、薬を中断すると、また症状が出てしまうため、手術に踏み切り、無事にあってはならない門脈を取り除くことができたのです。

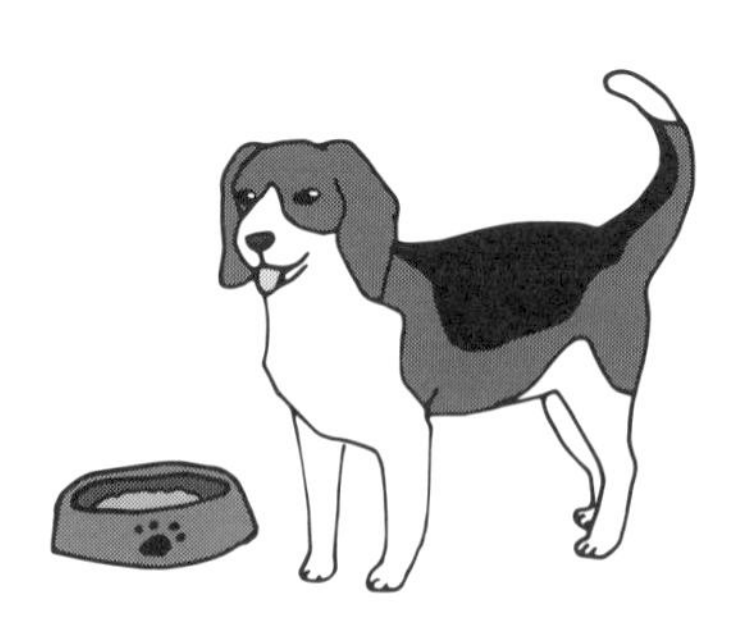

「食べもの」に関するトラブルの症例

第1章でも、市販のペットフードによるトラブルが増えていることをお話しました。

実はペットフードばかりでなく、人間が食べるものを与えた結果、具合が悪くなる動物が後を絶ちません。

どんな点に気をつければいいか、いくつか例を挙げてお話しましょう。

①4日間苦しんだトイプードル

6歳のトイプードルが、キャンキャン鳴きながら診察台にのせられました。

背中を丸めたままうずくまって鳴き続けています。

飼い主さんによると、何度も嘔吐をし、水を飲んでも吐いてしまうと言います。

症状がひどいので、入院してもらって治療することにしました。

まず、腸炎の可能性を考え、レントゲンを撮ると腸にガスがたまっていました。

レーザーで脊髄の神経を刺激すると腸の働きが回復することが多いため、まずはレーザー治療を行います。

ところが、通常であれば、数時間もすれば効果があらわれ、症状がおさまるはずなのに相変わらず嘔吐は止まりません。

そこで「胃に異物でもあるのか」と考えた私は、通過障害を確認するために、バリウム検査を行いました。

一般的に、検査に使用するバリウムは、6時間もすれば結腸まで到達します。でも、このときは24時間経過しても滞留したままです。

そこで、胃に異物がつかえていることを考えて、胃の出口を広げる注射をしましたが、それでもバリウムはとどまったままで、嘔吐も止まりません。

「胃を切開しないとダメか」

という考えも浮かびましたが、動物に負担がかかるため、最後の手段にしたい。そのため、内視鏡を使って胃の状態を確認すると、このとき胃の中にはバリウム以外は何もありません。

ひとまず胃に異物がある可能性は排除できて安心したのもつかの間、「じゃあいったい原因は何だろう」と考えます。

異物が腸に詰まる「腸閉塞」でも、嘔吐を繰り返します。でも、レントゲンの結果では、腸にはガスはたまっていましたが、異物はありませんでした。

そして、嘔吐はいったんはおさまったように見えたのですが、食餌を与えるとまた吐いてしまいます。

「腸を切るしかないのか」

3日めになると、さすがにこのままでは体力が弱ってしまうので、手術しかないかと考えはじめたところ、少しずつ胃が動きはじめたのです。

そして、その日の夕方には、ものを食べても吐かなくなり、回復の兆しが見られました。

ついに5日めの朝、トイプードルは黒い大きな塊の便を排泄します。

嘔吐が止まったころ、毎日、様子を見にきていた飼い主さんが、思い出したように「そういえば、具合が悪くなる4〜5日前からカスピ海ヨーグルトを与えていた」と言い出しました。

ヨーグルトは「イヌに食べさせてかまわない食べもの」として紹介されることが多いのですが、そもそも原料である牛乳を消化できないイヌは多いのです。

人間でも、乳糖不耐症で牛乳を飲むと下痢をする人もいますよね。

また、動物が下痢をしているときに、乳酸菌を処方する病院が少なくありませんが、これもさらに下痢を悪化させる要因になることがあります。

たとえ「いい」と言われるものでも、個体によって合う、合わないがあります。

牛乳、ヨーグルトなどの乳製品は「食べさせなくても健康は維持できるもの」と知っておいてください。

②人間の食べものを与えすぎたダックスフンド

「今朝から元気がなく、吐いてばかりいるんです」

と、飼い主さんに連れてこられた14歳のダックスフンド。

触診するとお腹が腫れあがっていたため、胃停滞の可能性があると考え、エコーで内臓の様子を確認します。

すると、胃の粘膜は荒れ、腸は炎症を起こし、内臓全般が弱っていて、肝臓、胆嚢も腫れあがっていました。

そして、胃が食べものを消化できずに吐き続けていたのです。

内臓がこんなに弱り、このまま吐き続けていたら、体力を失って命の危険もある。そのため、病院で預かり、治療をすることにします。

このダックスフンドは、最初の数時間で何度も吐き、そのたびに出てきたものは、にんじん、トマト、コーンなど、人間の食べものばかりでした。

イヌは、人間の食べているものをねだることが多いものです。その様子がかわいくて、ついいろいろなものを食べさせてしまう飼い主さんも少なくありません。

また、イヌはそもそも雑食のため、「何を与えても大丈夫」と際限なく、ねだられるままに人間の食べものを与える人がいます。

でも、イヌは肉食に近い雑食です。腸の長さは草食動物より短く、このダックスフンドのように、肉以外のものをたっぷり食べてしまうと消化不良を起こします。

このダックスフンドは、お腹にパンパンに食べものが詰まり、ショック死寸前だったのです。

そこで、消化酵素を与えたり、しばらく絶食させて内臓機能を取り戻すことで、数日後にはすっかり元気になったのです。

③歩けなくなってしまったフェレット

1歳半のオスのフェレットが「昨日から急に歩けなくなった！」と連れてこられました。

他に変わったことはないかと聞くと、「数日間、血便が出ている」と言います。

腸炎の可能性が高いと考え、細菌の繁殖を抑える注射で治療をしました。

一般的な腸炎であれば、数日で回復するはずが、3日経ってまた来院され、便の様子がなかなか改善しないと言います。

そこで、食餌は何を与えているか聞くと「フェレットフードと鹿肉です」とのことでした。

確かに、フェレットは肉食であり、良質なタンパク質を食べさせる必要があります。でも、一般的にはウサギや鳥、ネズミなどを食べており、自分より体の大きな個体は捕食の対象ではないので、胃や腸でうまく消化できないことがあります。

また、鹿肉自体には問題がなくても、保存や管理の方法により、劣化していた可能性があります。

そこで、鹿肉を与えるのをやめてもらい、ネコ用の消化を助ける低脂肪食に変えてもらったところ、1日で下痢は止まり、元気になったのです。

「パルボウイルス」に関する症例

別名「コロリ病」とも呼ばれ、感染して発症すると急激に症状が進行し、数日以内の致死率が非常に高いパルボウイルス。

イヌとネコ、それぞれにウイルスが存在し、主な症状は、嘔吐、下痢、そして食欲が衰えて衰弱していきます。

このパルボウイルスに感染して発症し、九死に一生を得たイヌとネコの例を紹介しましょう。

9歳のメスのマルチーズは、「今日、急に血便が出てけいれんを起こした」と運び込まれてきました。

すでに意識がなく、ぐったりと横たわっています。

体温を測ると34・5度と平熱よりも4度も低く、弱り切っているのがわかります。

食中毒、もしくは、急性の腸炎ではないかという可能性も考えましたが、診察中に血便を排泄したので、ウイルスの検査をするとパルボウイルスが検出されました。

下痢や嘔吐を繰り返す場合、数日で死に至ることが多いのがパルボウイルスの恐ろしいところです。

しかし、今回はあまりの衰弱ぶりに「今日中に亡くなる可能性が高い」と、飼い主さんには伝えざるを得ませんでした。

でも「治せるものなら、治したい」と、治療をスタートしました。

パルボウイルスは白血球を減少させる特徴があるので、好中球（白血球）を増やすG—CSF（ノイトロジン）や、ウイルスに対する免疫力を高めるインターフェロンαを使いました。

クリニックでは、院内感染を防ぐため、伝染性の病気の動物は入院させません。

そこで、自宅でできることとして、飼い主さんには、暖かくして静かな場所で寝かせてあげること。そして、食べものを与えずに絶食させ、治癒力を高めることを指導しました。

そして、1日2回朝晩に通院して治療を続けてほしいと告げました。

すると、なんとその日の夕方には意識が戻り、頭を動かすようになりました。

さらに、翌日には動けるようになり、6ヶ月経った今ではすっかり元気になったのです。


次は、1歳のオスネコの例です。

高熱、脱水、嘔吐、血便と、最悪の体調でクリニックに来院しました。

血液検査とウイルスの検査の結果、ネコエイズと白血病のウイルスは陰性、しかし、パルボウイルスと上部呼吸器疾患を起こすカリシウイルスに感染していました。

飼い主さんによると、ワクチン未接種のまま外出させてしまい、そのときに感染したのではないかとのことでした。

また、嘔吐をしはじめたとき、別の病院に連れていったが、「風邪」と診断されて抗生物質の治療しかしないまま悪化してしまったと言います。

6000~12000が望ましい白血球の数は、1000にまで下がっています。

通常、ここまで悪化しているとまず回復しません。

でも、とにかくできることをやるしかないと、免疫を高め、骨髄を刺激して血液をつくるためにインターフェロンα、丸山ワクチン（アンサー20）、さらにセファランチンを注射します。

さらに、栄養補給のための皮下補液、細菌感染を防ぐための抗生物質を組み合わせます。

3日後には、ようやく熱が下がりました。

でも、カリシウイルスによる舌炎で、ものがほとんど食べられないまま嘔吐と血便が止まりません。

生きていられるのが不思議なほどに4キロにまでやせ細り、飼い主さんも「もう、ダメかもしれない」と思うほどでした。

ウイルスとの死闘が体内で繰り広げられた2週間。

その期間を耐え抜いたこのネコは、ようやく少しずつものが食べられるようになり、徐々に回復しはじめたのです。

2ヶ月後には、注射を嫌がり、暴れるほどすっかり元気になりました。

パルボウイルスは、石けん、アルコールなどでは死滅しない、非常に強力なウイルスです。

感染動物の尿や便に潜むウイルスは、3ヶ月はしぶとく生き残ります。

感染を防ぐためには、ワクチンが有効です。

ネコの場合は3種の混合ワクチン、イヌの場合は5種の混合ワクチンがパルボウイルスに対応していますので、接種しておくことで防ぐことができます。

ですが、ワクチンの中にも注意すべきものもあります。

ある会社が出しているワクチンは、副作用が出るという情報が20年以上前からありましたが、危険性が立証されて業務停止になったのは、つい去年のことです。

ワクチンを接種するときは、獣医に対して副作用に関する説明を求めたほうがいいでしょう。

「脳炎」に関する症例

生後2ヶ月の子ネコが、頭と腰がフラフラして、しっかり歩けないために他院を受診したところ、

「脳炎なので、今日中に亡くなるでしょう」

と診断されました。

「まだ、生まれたばかりなのに……」

とあきらめきれなかった飼い主さんは、セカンドオピニオンを求め、別の病院に駆け込みます。

しかし、そこでも同様に「手の施しようがない」と言われ、最後にすがる思いで私のクリニックに来院されました。

子ネコは、全身が震えており、足の麻痺といった神経がダメージを受けている症状も出ていました。

脳炎は、ウイルスや細菌、そして寄生虫などに感染して起こるものが多く、治療が手遅れでなければ致命的ではありません。

そこで、抗生物質とステロイド、さらにインターフェロンαを注射して様子を見ることにしました。

すると、なんと翌日には震えがピタッとおさまりました。

そして、毎日、抗生物質とステロイドの治療を受けるたびに元気になり、2週間ですっかり回復したのです。

14歳のコッカースパニエルが、「目の焦点が定まらずにまっすぐ歩けない、さらに食欲もない」と飼い主さんと来院しました。

この状態は、感染性脳炎に違いないと、すぐさま抗生物質とステロイドの注射で、細菌の繁殖と炎症を抑えます。

実は、このイヌは私のクリニックに来る前に、他の病院で数万円かけて、MRIなどの検査をしたそうです。

そして、上部気道感染症と診断されて飲み薬を処方されました。

ところが、上部気道感染症の場合、飲み薬だけでは細菌の繁殖を抑えきれないことが多いものです。

そして、細菌が血流にのって脳に達してしまったのでしょう。

MRIなどの大がかりな検査をするのは、丁寧に診察しているように思えるかもしれません。

でも、その結果を見ても、正しい治療の判断ができなければ、動物のためにも飼い主さんのためにもなりません。

もし、そのまま飲み薬だけを続けていたら、さらに深刻な状態に陥っていたかもしれないのです。

MRIなどの大がかりな検査が必要ではない場合は他にもあります。

15歳のオスのダックスフンドは、嘔吐と目が泳いでいるという症状が出て、緊急に夜間病院を受診しました。

そこでは、脳梗塞が疑われると診断され、MRIの検査を勧められたそうです。

「本当にそんな大変な病気なのだろうか」と心配した飼い主さんがセカンドオピニオンを求めて当院に来院しました。

ダックスフンドの様子を見ると、頭が右側に傾いたまま目が揺れています。

実は、首が傾いて嘔吐をするという症状は、前庭症候群の特徴的なものです。

耳の奥にある平衡感覚をつかさどる前庭の神経に異常が起き、視野が回転するため、グラグラして歩けず、吐き気を伴うのです。

もし、脳梗塞だった場合、首が傾くことはあまりなく、足が麻痺して歩けなくなることのほうが多いのです。

もちろん、ＭＲＩ検査を行えば、脳や内耳の状態を見ることができますから、より正確な判断が下せるかもしれません。

しかし、15歳と高齢のため、麻酔のリスクが高く、状態によっては命の危険も考えられます。

そこで、私はまず前庭症候群の疑いが強いとして、抗生物質とステロイドの治療を行いました。

すると、2日後に経過の診断に来たときは、目はしっかりとして倒れずに歩けるようになっていたのです。

そして、2回目の治療で食欲も復活し、元気な状態に戻ったのです。

もう1匹、ＭＲＩでの検査を他院で勧められたブルテリアがいます。

けいれんを起こしたために「脳に問題がある」と言われ、抗けいれん剤を処方されたうえで、ＭＲＩの検査をしたほうがいいと言われたということです。

飼い主さんは、もう一人だけ別の先生の意見を聞いてから決めようと、私のクリニックに来たそうです。

ブルテリアは後ろ足が立つことができず、呼吸も速く、ハアハアと息をしています。

私は、もしかしたら心臓性のけいれんではないかと考え、聴診すると心臓の脈が異常に遅い状態でした。心臓に力がない「徐脈性不整脈」だと、脳に十分な血液が回らず、場合によっては脳貧血を起こし、一時的にけいれんを起こすことがあります。

そのため、私はブルテリアは脳性のけいれんではなく、心臓性のけいれんの可能性が高いと判断しました。

そして、抗けいれん剤は使わず、心疾患の改善が期待できるタウリン、血流を増加させるＡＴＰ、心筋保護剤を処方し、体重を減らして心臓の負担を軽くしていくように指導しました。

飼い主さんの協力で食餌療法を徹底した結果、3ヶ月で27・7キロあった体重が25・6キロに減少しました。

そして、減量と治療の成果で、その後は一度もけいれんは起きず、よい状態を維持しています。

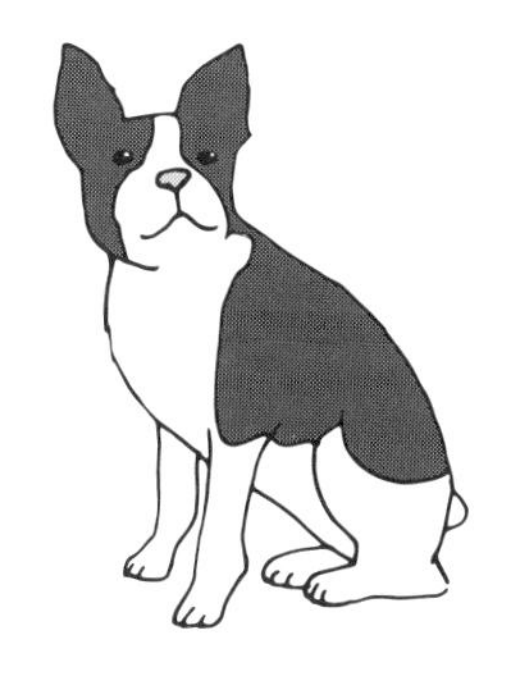

第3章

獣医師に必要なものは何か——

私の原点

「動物病院」は淘汰されていく時代を迎えている

本章では、これからの動物病院のあり方や、獣医師を志す人が目指すべきこと、また飼い主さんが何を基準に獣医師を選ぶかについてお話していきます。

獣医師の業務分野には、イヌやネコなどのペットを対象とする「小動物」、牛や豚などを診療する「産業動物」、防疫・食品衛生など行政機関に勤める「公務員」、製薬会社などで働く「研究職」などがあります。

その中で一番人気があるのは、やはり「小動物」です。

獣医学部の卒業生のおよそ4割近くが小動物を診る獣医師になります。

そのため、動物病院の数は、日本全国でじわじわと増え続けています。

２００５年ごろには９０００軒あまりだったのが、最近では1万２０００軒近くになり、２割くらい増加しているのです。

そんな状況の中、本書を執筆時の２０１８年に、岡山県の学校法人加計学園が愛媛県今治市に日本では52年ぶりに獣医学部を新設しました。

マスコミで話題になっていることもあり、私はよく、

「先生は、加計学園についてどう思われますか？」

と聞かれます。

一般的には、動物病院の数が飽和状態に近づく中で、「これ以上、獣医学部を増やす必要があるのか」という意見が多くあります。

特に「競争相手が増えると困る」という獣医師が反対意見を表明しているようです。

でも、私は「新設、大いに結構」と思っています。

なぜなら、私は競争相手が増えても困ることはないからです。

最近では、コンビニエンスストアのように、1つの地域に2軒、3軒と動物病院ができていることも少なくありません。

しかし、ライバルが現れたからといって、患者さんが減ってしまうのは、他と同じことしかしていないからです。

他ができないことをする、つまり「治らない」と言われる症状でも「治そう」と努力することができれば、それが一番の差別化の要因になります。

動物病院に限らず、どんな業界でも競争原理が働いています。そして、最終的にはお客さんの役に立つことで競争に勝ち、経営が成り立つと私は考えているのです。

開業するなら「ジェネラリスト」を目指すべき

近年では、小動物の医療も急速に高度化と専門化が進んでいます。

そのため、「眼科」「整形外科」「腫瘍外科」などに分かれ、得意な分野だけの治療に専念する病院も増えています。

とはいえ、現時点では動物にとっての高度医療とは、基本的に「人間の治療なら当たり前であるＣＴやＭＲＩなどの機器を使って検査をし、まだ人間にしか使われていない薬や医療機器を使って治療をする」ということです。

飼い主さんが「人間にとっての高度医療」でイメージするような、研究途中の最先端の技術を使い、治療が難しいと考えられる病気を奇跡的に治すものではないのです。

実際に私が心臓の病気に関して、循環器を専門とする先生の講習会に参加したときのことです。

私は講演が終わったあと、「〝ANPという薬を使った治療〟についてどう考えるか」と質問しました。

すると、その先生は、

「人間では使ったほうがよい結果が出ることはわかっているのですが、大学がまだ買ってくれないんですよ」

と言うのです。

実は、私のクリニックでは、以前から「ANP」を使用して、イヌの肺水腫、ネコの腎不全の治療を行っていました。

つまり、町の動物病院でもきちんと勉強していれば、高度医療を専門とする病院にも負けないほど効果的な治療ができるということなのです。

私は「ペットの治療の道に進む」と決めたのであれば、専門分野だけの治療を行うスペシャリストではなく、どんな病気も診ることができるジェネラリストであるべきだと考えています。

町の動物病院には、ありとあらゆる症状を抱えた動物がやってきます。「原因がわからない」「どうやって治療したらいいか不明」と、こうした専門病院に送る間に、手遅れになってしまう緊急のケースも少なくありません。

また、飼い主さんが仕事を持っていれば、遠い場所にある病院に動物を連れて通うのは大きな負担になるでしょう。

動物だって、苦しくつらい思いをする時間が長引いてしまいます。

本当に、地域で飼われる動物のためを思うなら、レベルの高いジェネラリストを目指すべきなのです。

獣医師に向いているのは「感性」がある科学者

昔は獣医大学で学ぶとき、臨床の対象になるのは、主に牛や馬でした。

なぜなら、日本の獣医学は、戦後、人間の食料を確保するため、牛や豚などの家畜を安定供給するために病気を研究するものだったからです。

こうした産業用の動物に対しては、「治す」という概念があまりありません。

牛や豚などの食肉になる動物は、ある程度の期間が過ぎればその役目を果たします。

また、もし感染症にかかったとしても、そのときは治療するのではなく、その個体がいる集団を処分しなければならないからです。

そのため、臨床の獣医師になりたいと考えるのであれば、動物の個々の不調に対して、常に「どうやったら治せるか」と思う研究心があることが非常に重要なのです。

実は私は、獣医大学に入った当初は、牛や馬の獣医師になりたいと考えていました。オーストラリアやニュージーランドで、牛や馬を診て暮らすことを夢見ていたのです。ところが、大学3年生の夏休みに、愛知県の動物病院を紹介されてアルバイトとして働くことになります。

これが、私の人生を大きく変える転機になったのです。

この病院で働く前は、私はイヌの種類もあまり知らず、ポメラニアンとトイプードルの区別さえつかなかったくらいです。

でも、この病院で働いていた先生が、とにかく「治す」ことにこだわりが強い人でした。

そして、ここでの体験から、

「産業用の動物より、命を預かる小動物のほうが獣医師としてやりがいがある」

と感じて、ペットを診る獣医師になろうと心に決めたのです。

私は、大学を卒業したあとは、そのころ、東大だけにあった2年制の獣医外科研修医制度に参加しようと考えました。そして、東大出身の担当の教授から獣医学科の教授を紹介してもらい、挨拶に行ったのです。

「2年間の研修制度では何をするのですか？」とたずねると、突然「キミは大学院の博士課程に入ることになっているから、7年だよ」と言われました。

臨床医になると決意していた私は驚いて、「博士課程はムリです」と、紹介してくれた教授に断りに行き、こう伝えました。

「私は学者や教授を目指しているのではなく、臨床家になりたいと考えています」

すると、大学院を断ったことを知った外科の教授に呼ばれ、「それだけ気持ちが固まっているなら、ここを紹介できる」と、静岡の動物病院を教えてもらったのです。

静岡の病院に勤務していた先生は、本に載っていないさまざまなことを駆使して病気を治そうとする追求心を持った方でした。

今では「ビタミンCの大量投与」は、そう珍しくありません。でも、この先生は40年以上も前に、ジステンパーが流行っていたとき、免疫力をあげるためにビタミンCの大量投与を行っていたのです。

また、免疫を高めるために、定められた用法とは違う薬の使い方をしたり、漢方薬もそのころから使ったりと、自分なりの工夫を積み重ねて動物を「治す」ことに力を注いでいました。

さらに、「この病院では、こういうやり方だけど、他にもこんな考え方もあるし、もっと進んだやり方もある」と、いつも話してくれたのです。

その姿勢に学ぶことが多くあったため、私はほぼ無給で朝8時から夜10時過ぎまで、365日休みなく働いていた（勉強していた）のです。

「常識」や「意見」に左右されてはいけない

愛知県の動物病院で働いていたとき、そこで働く先生が言った、今でも強烈に記憶に残っている一言があります。

それは、「だめな獣医と話をするな」です。

一般的に考えれば、同業者と情報交換をするのは悪いことではないはずです。

でも、その先生は、おそらくこういうことを言いたかったのだと思います。

一つは、獣医療にとって、レベルの低い話しかしない獣医師と話しても自分のレベルが下がってしまうということ。

もう一つは、獣医師として、他にないレベルの治療をしなくてはいけないということなのだと思います。

よく考えていないうちに人の話を聞けば、その意見に大きく影響を受けます。そして、自分で「なぜ」「どうして」と原因を追求し、さまざまな可能性を検討していないから、ほんの少しでも違う状況に陥ると応用がきかなくなります。

これは、毎回、個体の状況が違う動物の治療にとっては命取りです。

また、「だめな獣医と話をするな」というのは、「業界や一般的な常識にとらわれるな」ということでもあると私は考えます。

医学の世界では、昨日まで「A」という研究結果が出ていたのに、数ヶ月や数年後に「B」というまったく反対の結果が出ることも少なくありません。

人間で言えば、「脳の神経細胞は年齢を重ねるにつれて減っていくだけで再生しない」と言われていました。でも、ここ数年「何歳になっても再生する」という研究結果がいくつも発表されています。

業界や世間、そして医学の「常識」にとらわれていると、動物の不調の原因を探ろうとするとき、見逃してしまうことが多くあるでしょう。

他の獣医だけではありません。私は、医薬品や医療機器のメーカーなどからも、機能や性能について、調べる前に説明を聞くことはまずありません。「こういう治療がしたい」と思ったら、効果がある成分や性能を仮定する。そして、そこから逆算して、医薬品や機械を探すのです。

私は、飼い主さんにも「他の人の意見に左右されてほしくない」と思っています。インターネットに出回っている情報を鵜呑みにして「それが正しい」と信じてしまい、ネットの情報通りの治療を求めることは、動物にとっての正解ではないことが多いのです。実際に動物を診て、科学的、そして論理的に、納得のいく説明をしてくれる先生かどうかで、病院のよし悪しを見極めてほしいのです。

「マニュアル化」した診療は非効率でしかない

「東京の病院で7年間働いていた」という若い獣医師が、故郷である北九州に戻り、私のクリニックに働きに来たことがありました。

さぞかし仕事ができるのだろうと期待したら、レントゲンやエコーを使った画像診断さえできません。

なぜできないのかと聞くと、「東京の病院では、画像診断はマニュアルになかった。マニュアル以外のことはやらないようにと言われていた」というのです。

マニュアルがあってもとらわれず、自ら考えようとする人もいるでしょう。

でも、多くの人は、マニュアルがあると「それだけやっていればいい」と、それ以上考えることをやめてしまいます。

現実の社会では、学校の試験勉強のようにマニュアルだけ暗記すれば、それでよい結果が残せることのほうが少ないでしょう。

一つ一つの症状において動物としっかり向き合い、なぜそうなのか、どうすれば治すことができるのか、頭を使って考えることがよい獣医師になるためにはとても重要なのです。

日本で行われた研究では、「箱を組み立てる」など、ゴールがわかりやすい作業の場合、マニュアルがあるほうが口頭でつくり方を説明するよりも脳が活性化したそうです。

その一方で、状況が流動的に変化する、まさに動物病院のような業務においては、マニュアル通りにしか行わないのは極めて非効率だと言えるでしょう。

そうしたことから、私のクリニックでは獣医師だけでなく、スタッフにもマニュアルはありません。

動物病院の仕事は、毎回必ず「A＝B」と答えが決まっていません。「A＝C」のときも、「A＝E」のときもあります。40年以上、現場に立ち続けている私にとってさえ、いまだに毎日が新しい発見の連続なのです。

こうした変化を「自分を成長させることができるチャンス」ととらえられる人こそが、よい獣医師になれると私は考えているのです。

教えてもらうのではなく「独学」で勉強する

私が「〝自分で勉強する〟〝自分で考える〟ことが大切」と考えはじめたのは、高校生のときのある出来事がきっかけでした。

それは、生物の授業のときでした。

先生が黒板に書くことを他の生徒は必死にノートに写している。

「それが、どうして勉強になるんだろう」

と思った私は、ノートを取らずにじっと教科書を読んでいたのです。

すると先生に「今林、どうかしたのか？」と聞かれました。そこで、

「黒板を写すくらいなら、教科書を読んでいたほうがいいと思って」

と答えたら、バシッと頭を叩かれたのです。

負けず嫌いの私は悔しくて、「このやろう！　見返してやる」と思いました。そして私は、教科書よりレベルの高い本を2冊買ってきて、その本をすみからすみまで読んで勉強し、試験を受けたのです。

答案が返ってきたら、3ヶ所に「×」がついていました。でも、自分はしっかり勉強して「絶対、間違っていない」という自信がありました。

そこで、先生に「これは〝×〟になっていますが、正解ですよ」と購入した本を見せて詳しく説明し、訂正してもらったのです。結果、3ヶ所が「○」になりました。

このとき、私は言われたことをそのままやっているだけでは、そこそこの成績は取れても、人より秀でることは難しいだろうと実感しました。

そのため、大学に入ったあとも、「学校の授業を黙って聞いている時間がもったいない」と、授業にはあまり出席せずに、自分で「学びたい」と思うことを独学で勉強するようになったのです。

大学時代に、１２０人中10人がかろうじて合格点を取れるくらい非常に難しい生化学の授業がありました。

私は、この科目さえ授業に出ず、教科書すら買いませんでしたが、図書館で2冊の本を借りて３～４日集中して勉強したら、試験に通ることができたのです。

答案が返される際に、他の学生は私が授業に出ていないのを知っていたので、先生が「君は授業を理解している」と言ったため、みんなが爆笑したのを覚えています。

その後、先にお話したように、大学3年生のときに研修医として働いていた、愛知県の病院の先生に言われた「だめな獣医と話をするな」という一言に衝撃を受け、ますます自分で独自の治療法を模索するようになったのです。

そして今、２０１８年にノーベル賞を受賞した京大の本庶佑先生がテレビで、

「本を信じてはいけない。何でも疑いを持って考え、それが正しいのか自分で考えないといけない」

とおっしゃっているのを聞いて、レベルは違いますが、自分のやってきた動物臨床の考え方でよかったなと思いました。

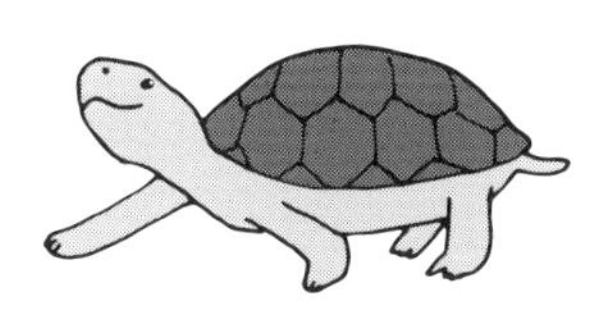

人から学ぶときは見て学んで「工夫」をする

日本では、昔から「職人」と呼ばれる高い技術を持つ人たちは、師匠の技を見て盗んだと言われています。

師匠がつくったマニュアルを読んだり、口頭で教わったりすることはほとんどなかったはずです。

それなのに、なぜ高度な技を身につけることができたのか。

やはりその理由は、見て学び、さらに「師匠と同じようになるためには、どうしたらいいか」と、常に工夫し続けたからではないでしょうか。

私も、動物病院で研修医として働いていたときは、ひたすら先生たちの治療を見て学びました。また、そこから「他にできることはないか」「もっといいやり方はないか」と常に考えていたのです。

大きな成果があらわれたのは、クリニックを開業したばかりのころです。

当時、心臓の「僧帽弁閉鎖不全」という病気がマルチーズに多く発生していました。

そのころ、治療にはジキタリスという薬がよく使われていたのですが、あるとき、私は「海外ではエナラプリルという血管拡張剤が大きな効果を出していて、日本でも発売される」というニュースを耳にしました。

そして、真っ先に自分のクリニックで使いはじめたのです。

そのときは、エナラプリルを知っている人は誰もいませんでしたが、効果を確信した私は、その成果を学会で発表したところ、今では多くの動物病院でエナラプリルが使用されています。

私も以前は学会に出かけたり、講演会を聞きに行ったりもしていました。

これから獣医師になろうとする人も、自分では見つけることができない情報があるかもしれませんから、参加するのはムダにはならないはずです。

でも、あるときから医学書を読んだり、自分で考え抜いて工夫したりしたこと以上の情報は、なかなか出回っていないことに気づいたのです。

もしかしたら、それは私が自分なりに学び続けてきたことで、あるべき基礎知識がしっかりと身についたからだったからかもしれません。

そして、私はそのとき以来、「やはり、自分の頭の中で、あれこれ模索することでベストな答えが導き出される」と確信したのです。

「治せない病気」からも学び続ける

どれだけ武器を揃え、動物と向き合いながら、頭をフル回転させてベストな治療を導き出そうとしても、残念ながら治せない病気はあります。

あるとき、「片足を引きずっている」ということで、飼い主さんがパグを連れてきました。

話を聞くと、他の病院で血液検査やレントゲンなど、さまざまな検査をしたけれど、原因がわからなかった。

そこで、とりあえず痛み止めをもらって5日ほど飲ませてみたけれど、元気になるどころかぐったりしてしまった。

「何がよくないのでしょう。〝もう、年だからかもしれない〟と言われました」

と飼い主さんは言います。

そこで調べてみると、腎臓の機能の低下を示す血液中のクレアチニンの値が、生きているのが不思議なくらい高くなっていたのです。

そのときは、残念ですが、もう手の施しようがなく、飼い主さんにも、

「3日以内に、亡くなるでしょう」

と伝えざるを得ませんでした。


なぜ、そんなことになってしまったのか。

動物の死をムダにしないためにも、助けられなかったときこそ、原因をしっかりと見極めなければなりません。

飼い主さんに聞くと、5日前の検査の結果は、どの数値にも異常が見られなかったとのこと。

つまり、この5日間のどこかに、腎臓の機能を急激に低下させる原因があったということです。

そこで、ピンときたのが、以前に読んだアメリカの医療雑誌の記事です。40年ほど前になりますが、「副作用がある薬の№1は痛み止めだ」という調査結果がありました。全体を100とすると、およそ半分は痛み止めが原因だったのです。

もちろん、痛み止めも進化はしています。しかし、腎臓に大きな負担がかかることに変わりはありません。

「動物が痛いのはかわいそう」という気持ちはわかります。

でも、足を引きずっているのであれば、まずは炎症を抑えるステロイド剤を使用したほうが副作用の確率が格段に低くなります。

そうして炎症を落ち着かせながら、本当の原因を探っていくべきでしょう。

「動物のため」を考えると自然によい循環になる

近年では、インターネットの口コミを見て来院される飼い主さんがほとんどです。では、飼い主さんたちは、何を基準に、どんな口コミを見て動物病院を選んでいるでしょうか。

一番の理由は、もちろん「治った」「元気になった」ということでしょう。

それ以外では、私は「待ち時間が少ない」というのも、動物病院を選ぶ際の重要な要素の一つだと思っています。なぜなら、具合が悪い動物が慣れない病院の待合室で長い時間待たされるのは、非常に強いストレスになるからです。

もちろん、待たされる飼い主さんも不安でしょうから、待ち時間は短いほうがいいに決まっています。

それなのに、ときには「待ち時間が長い」ことを「患者さんがたくさん訪れる人気の病院だ＝いい病院に違いない」と考える人がいます。

でも、実際は治療の「出口」が見つけられずに時間がかかっていることが少なくありません。

それを「じっくり丁寧に診察してくれる」とかん違いしてしまう飼い主さんも多いのです。


動物のためを思い、頭をフル回転させて治療の「出口」を見極める。

すると、待ち時間が少なくて、すぐに診察・治療ができるようになります。

さらに、他の動物病院よりも短時間で診察・治療が完了するため、より多くの動物を「治す」ことに専念できます。

すると、病院は繁盛するというよい循環にどんどん入っていきます。

また、患者さんが多く来てくれることで医療機器を揃えたり、スタッフに気持ちよく働いてもらえるだけの報酬も支払えます。

つまり、結局は「動物のため」を考えることで、病院の経営もうまくいくようになるのです。

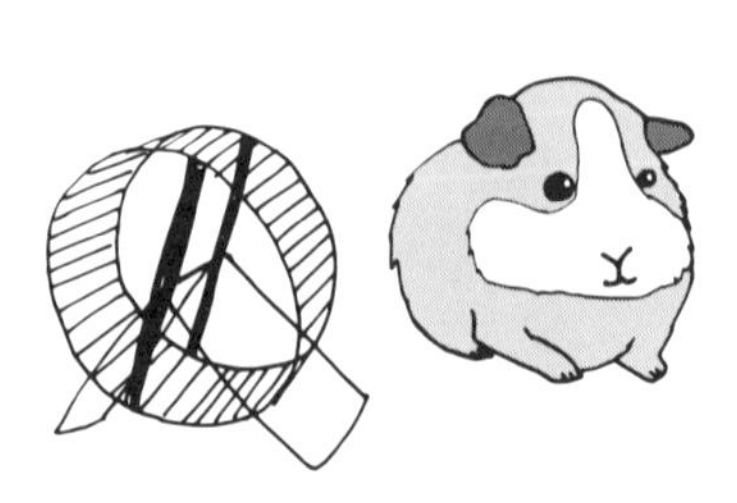

誰かに「依存した経営」はいつか破綻する

町の動物病院は、自らの努力で飼い主さんの信頼を獲得します。

しかし、同じ動物病院でも「ペットショップ専属」「ペットショップ指定」など、どこかと提携している病院は事情が少し異なります。

どういうことかというと、動物を助けるための知識を増やしたり、技術を磨いたりという「治す」ための努力をしなくても、自動的に不調を抱えたペットが送り込まれてくるからです。

もちろんお互いに常識を持ち、お店にいるペットの健康管理やワクチン摂取などで、貢献している獣医師もいるでしょう。

でも、「飼い主さんに選ばれる」のではなく、ペットショップから動物を紹介されるために、どうしてもお客さんは「動物」ではなく、「ペットショップ」なのだと考えがちになります。

そして「動物のため」というよりは「ペットショップのため」の診察・治療をするようになってしまう獣医師も少なからずいるのです。

たとえば、ペットショップで購入した動物が、細菌性の腸炎やケンネルコフ（伝染性気管気管支炎）などの感染性の疾患にかかっている場合、感染したのはペットショップの可能性が高くなります。

でも、ペットショップと提携している病院では、正しい診断が下されず、「先天的なもの」だとか「購入後の環境の変化が原因」などと言われて、あたかも飼い主さんの責任であるとされてしまうことも少なくないと聞きます。

私はこうして誰かに依存している状態というのは、不健康であり、いずれ破綻すると考えています。

でも、そうなる前に、自分のペットのことを考えたら、飼い主さんも「ペットショップと提携しているから安心だ」と安易に思い込まず、「なぜ、提携しているのか」と考えてみたほうがいいでしょう。

そして、提携しているのはどんな獣医師かをしっかり見極めてほしいと思います。

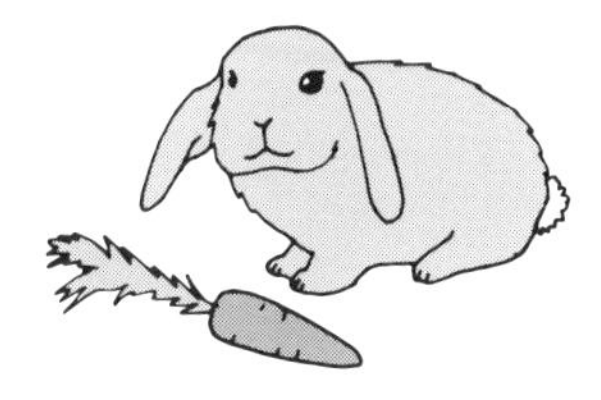

智恵を絞ってくれる「スタッフ」は大事にする

私はこの10年間で5人の研修医に、クリニックでの勤務を辞めてもらいました。

その最大の理由は、動物の不調を「治そう」という意欲がなく、「どうやったら治せるか」と工夫する姿勢が見られなかったからです。

逆に言えば、動物のためを考え、そのために自分ができることは何かと知恵を絞ってくれる人を私のクリニックでは大事にします。

なぜなら、私一人にできることには限りがあり、まわりの協力なしでは診療はスムーズに進まないからです。

動物を診察し、治療方針を決めたとき、瞬時に理解し、すぐに治療に取りかかれるように整えてくれるのは動物看護師のスタッフです。

スタッフは、私が「治す」現場を見ることで、自分たちも誇りと自信を持って動物と飼い主さんに接してくれます。

そのおかげで、飼い主さんも安心して通ってこられます。


また、クリニック内が徹底的に清潔に保たれているのもスタッフのおかげです。

私のクリニックは、初めて来院した飼い主さんが、

「あれ、ここは本当に動物病院ですか？」

と驚くほど、動物のにおいがしません。

なぜなら、私のクリニックでは、私が「においは不衛生な証拠」「においがする病院は治療に問題がある」と考えていることが、スタッフにも浸透しているからです。


こうして、動物を「治す」こと、ベストな治療を提供することをサポートしてくれ

るスタッフには、私もできる限りのことをして応えたいと思っています。

私のクリニックでは、年に2回、病院が費用を負担してスタッフを高級な料亭やレストランに招待します。

最近では、寿司屋を貸し切りにしたこともありました。

もちろん私は参加せず、気兼ねなく思いきり楽しんでもらいます。

また、お給料は景気の動向にかかわらず、年に3〜5%アップしますし、残業や休日出勤はほぼないため、プライベートを大切にしてもらえます。

こうして、スタッフに喜んでもらうことで、その幸せを一部でも、動物や飼い主さんに返してもらえればと思っているのです。

自分のやるべきことをやって「地元」に貢献する

この本の冒頭でも触れたように、私のクリニックがある北九州市若松区は現在、「衰退する地方都市の代表」のように少子高齢化が著しく、人口が減り続けています。

勝算がないと考えるのか、大手チェーンなどはなかなか進出してきません。

たとえば、東京であれば、通りに出てまわりを見回せば、50メートル以内には、必ず数軒は目に入るコンビニエンスストアも、1キロ以上歩かないと1軒もないエリアもあるほどです。

そんな若松にこだわらず、「もっと人口が多い、小倉や福岡に移ればいいのではないか」と言われたことも1度や2度ではありません。

でも、私は生まれ育った若松を離れることなく40年以上、この地で動物の診療を続けてきました。

なぜ、私は若松に居続けるのか。

それは、自分を育ててくれた地域に恩返しがしたいからです。

「若松は、人口が減少しているから商売にならない」とあきらめてしまうのではなく、この地域に根ざし、獣医師としての仕事を全うしたい。

そうすれば、自然と患者さんが集まってくるでしょう。

飼い主さんは、私のクリニックに来たついでに、近くでランチを食べたり買い物をしたりすることもあるでしょう。

つまり、自分のやるべきことをきちんとやることで、地域社会に貢献することになると思っているのです。

動物病院だけに限りません。

北九州には、「資さんうどん」という、1976年に創業したうどんのチェーンがあります。その後の40年で、「資さんうどん」は、北九州地域で40店以上の店舗を持つまでになっています。

確かにおいしいうどんなので、私もよく食べます。

「北九州名物」として紹介されることも少なくありません。

「資さんうどん」は、おいしいうどんを追求して提供することで地域に貢献しているのです。

こうして、みんながそれぞれ自分のやるべきことをやる。

そうすれば、人が集まり、若松の繁栄につながっていくのではないでしょうか。

動物の不調に「勝ち続ける」ために戦い続ける

私は、動物の治療でも、ビジネスでも「勝ち続ける」ことが大事だと思っています。

1回だけ勝つのは、そう難しくありません。

たまたまカンが当たったり、運が味方してくれたりすることもあるでしょう。

でも、偶然をあてにしていては勝ち続けることはできません。

まして、動物の診察・治療で言えば、1回1回に命がかかっています。

知識を深めたり、治療法をあれこれ模索したりと、地道な積み重ねという土台があってこそ、安定して「治す」という勝利を続けることができるのです。

また、動物の不調に勝ち続けるためには、病院自体が健全に運営されなくてはなりません。

繰り返しになりますが、幸いなことに私のクリニックには、口コミを見たり紹介されたりして、毎日大勢の新しい患者さんが訪れます。

新しい患者さんの新たな状況に合わせた診療をし、「治して」勝ち続ける。

そうして「勝ち続けよう」とすることで、現状維持に陥らずに進化し続ける診療が可能になるのではないでしょうか。


私が、健康管理を行い、体力を維持するためのトレーニングや山登りなどをしているのも、動物のケガや病気に勝ち続けるエネルギーを維持し、80歳を超えても現役の獣医師として現場に立ちたいからです。

「そうまでして、なぜ動物の診療を続けたいのか」

と思う人もいるかもしれません。

でも私は、動物の不調を「治す」ことで、実は動物から力をもらっているのです。

動物の不調との戦いには終わりがありません。

私は自分にできる限りは、臨床の現場で、一つでも多くのケガや病気と戦い、勝ち続けていきたいのです。

あとがき

私は、保育園の卒園写真にみんなと一緒に写っていません。

集合写真を撮影する日に欠席した児童の写真が、丸い枠で囲んで示されるように、私の顔も別の場所に配置されています。

実は、たまたまその日に保育園を休んだわけではありません。私は、家族に「保育園に行く」と言って家を出ていながら、しょっちゅう保育園をサボって、山や川といった自然の中で遊んでいたのです。

保育園は、たまに行っても「何で昼寝をしなきゃならないんだろう」「何でお遊戯なんて、めんどくさいことをするんだろう」と、疑問に思うことだらけでした。

今から思えば、このころから言われたことにそのまま従わない、常識も疑ってかかるという性格が顔をのぞかせていたのでしょう。

しかし「なぜ?」「どうして?」と考え、問題解決のための最短距離を探すという姿勢には、性格は関係ありません。

日ごろから、そうして考えるクセさえつけておけばいいのです。

動物の診療には、決まった答えはありません。

自らが、一つ一つのケースに対して、ベストな答えをつくっていくものです。

そのためには、あきらめることなく、いつも考えて前に進んでいく。

そして、いかに困難に見える状況に陥っても、屈することなくチャレンジする気持ちを持ち続ける。

それができれば、立派な獣医師になる道を着実に歩んでいくことができるでしょう。

また当院では、診察・治療についてもっと詳しく知りたいと思う学生さんや獣医師の見学や問い合わせを受けつけております。
若い先生や学生さんにお伝えできることがあるかもしれません。興味のある方は、ぜひご連絡ください。

2018年11月

今林龍三

動物医療42年
最前線で治療を続ける町の獣医師の治し方

2018年12月18日　初版第1刷

著　者 ―――― 今林龍三
発行者 ―――― 坂本桂一
発行所 ―――― 現代書林
〒162-0053 東京都新宿区原町3-61 桂ビル
TEL 03 (3205) 8384 (代表)
振替 00140-7-42905
http://www.gendaishorin.co.jp

デザイン ―――― 華本達哉 (aozora.tv)
イラスト ―――― Creative Market

印刷・製本　広研印刷㈱
落丁・乱丁本はお取り替えいたします。

定価はカバーに
表示してあります。

ISBN978-4-7745-1757-5 C0047